聴くだけで眠くなる

"寝落ち"瞑想

若松えり子
Eriko Wakamatsu

ビジネス社

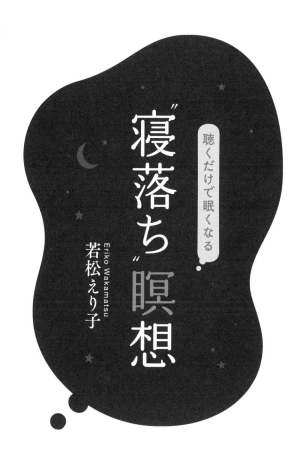

はじめに

私は癒しのサロンを立ち上げて約13年、これまでにのべ6000人以上の方に瞑想をお伝えしてきました。

私が基本としている瞑想は、自身が大地とつながっているという意識を持ち、深い呼吸とともに、心の中にある不安や悩みを吐き出す「グラウンディング瞑想」です。大きな特徴は心がリラックスして眠くなることです。実際、瞑想会などをはじめて体験された方の多くが、瞑想がはじまった途端、ガクッと寝落ちされています。終了後、「瞑想中、寝入ってしまったおかげで、気分がすっきりした」とおっしゃる方もいます。当初は意識していませんでしたが、私はそれも良しとしています。

というのも最近、睡眠障害の方が非常に増えているからです。睡眠障害の原因にはストレスが一番にあげられますが、瞑想の効果はマインドフルネス、つまりストレスを手放すことです。瞑想によって眠気に襲われるというのは、自身の中で不眠のもとなっているストレスから解放されている証拠です。

生き抜くために、辛いけれどがまんしていること、ビジネスを成功させるために無理をしていること、家族のために自らを犠牲にして、日々ストレスが溜まっている人も多いと思います。
そういう方たちの脳の中はかなり混沌としています。整理するためにはより良い睡眠が必要なのに、よく眠れないので脳の中もごちゃごちゃしたまま、ストレスも溜め込んだままなのです。
そこで、有効なのが『瞑想』です。
睡眠は、主に体の疲れをとる
瞑想は、主に脳の疲れをとる
ものです。わかりやすくイメージで言うなら、「睡眠で、脳の疲れをとる」とは、たとえば机の上にガチャガチャに置かれたものをそのままザザーッと、強制的に引き出しの中にとりあえず全部仕舞い込んで、見た目だけキレイにするようなもの。対して、「瞑想で、脳の疲れをとる」というのは、一つひとつ、本は本立てにきちんと並べ、鉛筆は鉛筆立てに、ゴミはゴミ箱に、といった具合に整理整頓しながら片づけていくイメージです。
見た目は同じようにきれいでも、片づけ方としてはかなり違いますよね。

本書を読んでいただくと、真の意味で脳の疲れをとるのは瞑想であること、また、瞑想を行うことで睡眠の質すらも大きく変わってくることが理解していただけると思います。

ストレスフルな日々から解放されたいと思うものの、どうしていいかわからず、「ただ、生活を送るだけ」になっている、何だか〝自分の人生〟を生きているような気がしない、そのせいか眠れない……という方たちにぜひおすすめしたいのが瞑想です。

第1章では、瞑想と睡眠の関係を掘り下げています。

第2章では、瞑想をすることで睡眠だけでなく、人生すらも好転していく、その理由をお伝えします。

第3章では、実際に私が行っている瞑想を体験していただけるよう、瞑想のしかたと、流れがわかる誘導瞑想の台本、そして自身で気軽に瞑想に取り組んでいただけるよう音声ダウンロードもつけています。

第4章は、私の瞑想ワークに参加して睡眠の質も高まり、人生も好転させた方々の体験談をまとめました。

第5章は、日々のストレスを手放すために、ぜひ生活に取り入れていただきたいヒントを紹介しています。

第6章は、私の瞑想ワークで行っているエクササイズです。ぜひ、瞑想とともにトライしてみてください。ご自身の抱えているものがよりクリアになりますし、何かが変わります。

本書を通して、瞑想が実はとてもカンタンで、身近なものだと感じていただけると思います。

瞑想が身近になれば、睡眠の質も上がります。

瞑想によって、本来の自分自身を思い出し、人生をラクにスムーズに生きることができる、と私は実感しています。だからこそ、本書を通じて一人でも多くの方に瞑想に親しんでいただき、ラクに幸せになっていただけたらと願っています。

第1章

瞑想と睡眠 ～眠れない人におすすめの瞑想～

第2章

瞑想がすべてを解決してくれるわけ

第3章

〈実践〉初心者でもカンタン誘導瞑想

第4章 〈体験談〉瞑想が睡眠を変えた！ 人生を好転させた！

第5章 エネルギーの循環を良くする毎日の習慣

第6章

やってみよう！　次元上昇ワーク

第1章

瞑想と睡眠

~眠れない人におすすめの瞑想~

眠ろうとしても眠れない多すぎる不眠症の現代人

眠ろうとしてもなかなか寝つけない、眠りが浅くて途中で何度も目が覚めてしまう、いったん目が覚めてしまうと、もう寝ることができない……。誰もが少なからずこうした不眠経験を持っているのではないでしょうか。

日本人の多くが睡眠不足

実際、多くの日本人が睡眠不足です。とりわけ子どもたちや働いている人たちの睡眠時間は、日本人が世界で最も短いそうです。

ちなみに、厚生労働省の「国民健康・栄養調査」では、1日の平均睡眠時間が6時間未満の人の割合は、男性が37・5％、女性は40・6％とのこと。しかも、男性の30歳～50歳代、女性の40歳～50歳代では4割を超えています。とくに50歳代の女性は5

割を超えていると言います。ちなみに5時間未満の人が最も多かったのは50歳代の男性でした。

睡眠の質についてたずねるアンケートで、男女ともに20歳〜50歳代で最も多かったのが「日中、眠気を感じた」で、60歳代以上では「夜間、睡眠中に目が覚めて困った」という人の割合が多いことがわかったそうです。

20歳以上の日本人の平均睡眠時間

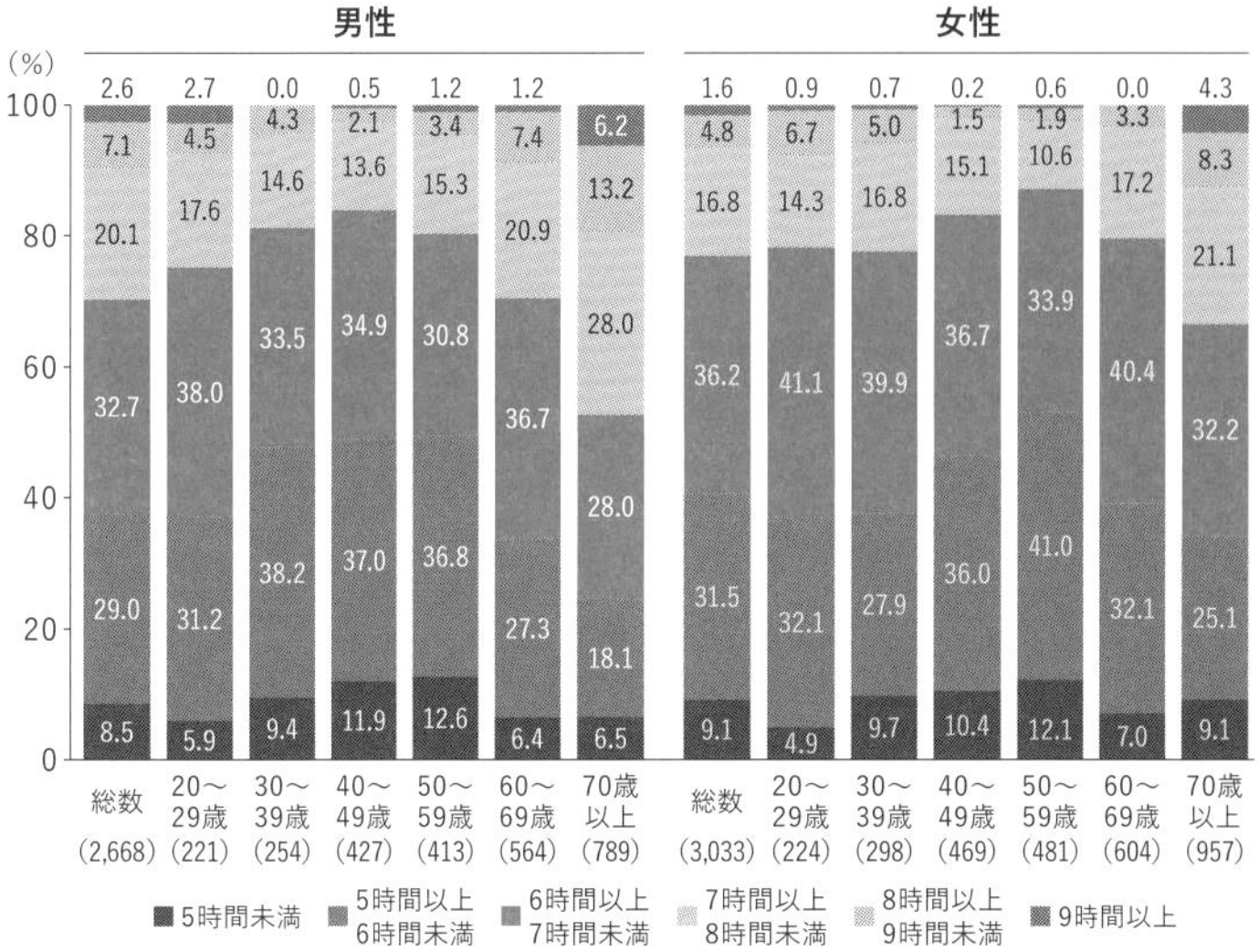

1日の平均睡眠時間が6時間未満の日本人は、男性が37.5％、女性は40.6％。男女ともに50歳代がとくに睡眠時間が短い傾向にある。

厚生労働省の「国民健康・栄養調査」をもとに作成

一時的な不眠は誰にでも起こること

冒頭の「寝つけない」「何度も目が覚める」「いったん目が覚めると二度寝ができない」というのは健康な人でも一時的に起こりうるものです。

たとえば、心配事や悩みがあるとき、試験の前日や、または旅行に出かけているようなとき、眠れなくて困った経験はみなさんあると思いますが、原因がはっきりしているので、それらが解決、もしくは解消されると自然に元に戻り、いつものように熟睡できているのではないでしょうか。

しかし、不眠が長引くと日中、眠気に襲われたり、倦怠感、意欲低下、集中力低下、食欲低下といった不調が出てきてしまいます。こうした症状が3カ月以上続くと、不眠症と診断されます。

先ほどの調査結果からも、20歳〜50歳代で「日中、眠気を感じた」という回答が最も多かったことから、睡眠に関して悩んでいる方がいかに多いかがわかりますよね。

経済協力開発機構（ＯＥＣＤ）の２０２１年版の調査によると、日本人の睡眠時間は加盟国の中でも一番短いそうですから、**もはや睡眠の悩みは、国民病だと言ってもおかしくありません。**

日本人の平均睡眠時間は7時間半ほどです。しかし、必ずしもそれが万人にとって適正な睡眠時間というわけではありません。ごく少数派ではありますが、3、4時間ほどの睡眠で十分間に合っている人（ショートスリーパー）もいれば、10時間も眠らないと寝足りない（ロングスリーパー）もいます。また、どんなに健康な人でも年齢とともに徐々に必要な睡眠時間は短くなっていきます。

問題なのは、不眠そのものではなく、日中に眠気を感じるなど、体にいろいろな不調が出てしまうこと。眠りがどんなに浅くても日中の生活に支障がなければ、病院へ行っても不眠症とは診断されないはずです。

不眠で、そのうえ体調不良が出始めたら不眠症かも、と疑ったほうがいいでしょう。

不眠をもたらしている原因のほうが、不眠よりも深刻だったりする

不眠をもたらす原因には次のようなさまざまなものがあります。

◎携帯電話、メール、ゲーム

前項で触れた「国民健康・栄養調査」では睡眠時間の確保を妨げているものとして、20歳代では男女とも「就寝前に携帯電話、メール、ゲームなどに熱中すること」がトップです。

とくにスマートフォン（スマホ）が発するブルーライトは、睡眠ホルモンのメラトニンを抑制し、体内時計のリズムを狂わせます。スマホの放つ光は、午前中の太陽と同じくらいの刺激があるので、目が冴えてしまうわけです。

夜寝る前は、メールやSNSのチェックを避けたほうがいいと言われています。内

容によっては感情が揺さぶられ、不安や緊張度合いを増してしまうからです。

◎仕事や育児による多忙

同じ厚生労働省の調査結果の続きですが、睡眠を妨げるものとして30歳〜40歳代の男性では「仕事」、30歳代女性は「育児」と回答した方が最も多かったそうです。

最近は随分減ってはいると思いますが、たまに睡眠時間を削ってまで仕事をしてしまうワーカーホリック（仕事中毒）になってしまっている方がいます。また、自身ではそこまで仕事に時間を費やしたいわけではないものの、どうしても仕事に時間がとられてしまい、睡眠不足症候群になってしまっている方もまだまだいるようです。

小さなお子さんの育児に追われ、ようやく寝かしつけが終わっても家事や次の日の準備があるので、睡眠時間を削ってそれらをすませることが日常茶飯事になっているお母さんたちもまだまだいます。そういった方々が寝不足からストレスが溜まって不眠症にいたってしまうケースも多いですね。

◎ストレス

過度なストレスや緊張が不眠をもたらすことも多いです。とくに神経質で生真面目な人はストレスを感じやすく、また、不眠であることを深刻にとらえてしまい、日中にも不調が続き、不眠症と診断されるケースが増えています。

私の瞑想の講座やカウンセリングに来られる方々にも、自分と周りとの人間関係に苦しんだり、誰にも話せない悩みを抱えていることがストレスで、眠れないと話してくださる方はとても多いです。

◎心の病気

不眠症状、もしくは過眠症状のある疾患を睡眠障害と言いますが、うつ病の人の約8割が睡眠障害と言われています。また、睡眠障害の約8割がうつ病になるそうです。それぐらい睡眠とうつ病の関係は密接で、単なる不眠だと思っていたら、実はうつ病だったというケースも少なくありません。日中に、不眠症状や過眠症状とともに、気分の落ち込みや意欲低下、物事への好奇心の低下などの症状が見られるときは要注意です。

◎体の病気

高血圧、呼吸器疾患（咳、発作）、糖尿病、腎臓病、関節リウマチ、アレルギー疾患などさまざまな病気を抱えていると不眠になりやすいと言われています。不眠そのものより、それらの病気の治療が先決。体の病気が原因による不眠であれば、症状が改善されることでおのずと不眠も解消されていくようです。

◎薬や刺激物

治療薬が不眠をもたらす原因になっているかもしれません。降圧剤、甲状腺製剤、抗がん剤などは、睡眠を妨げる薬とされています。また、じんましんや湿疹を抑える抗ヒスタミン剤は、日中に眠気をもたらすと言われています。

コーヒー、紅茶などに含まれるカフェイン、たばこに含まれるニコチンなどは覚醒作用があるので、安眠を妨げます。とくにカフェインには利尿作用があるので、夜寝る前に飲み過ぎると、夜中にトイレへ行く回数も自然と増えてしまいます。

◎生活リズムの乱れ

看護師など医療系の職種の方、ビルの警備員など日本人の約2割は交代勤務に従事しています。夜勤に入ることによって、毎日、決まった時間に眠ることができない生活になり、どうしても体内リズムが乱れ、不眠に陥りがちです。

◎生活環境

騒音や光が気になって眠れないこともあります。寝室の温度や湿度も適切でないと眠れません。

Column

睡眠障害と不眠症の違いについて

睡眠障害とは、睡眠に何らかの異常がある状態のこと。睡眠が質的にも量的にも侵されている状態です。不眠症は睡眠障害の一つで、ほかにもさまざまな疾患・症状があります。

◎不眠症

寝つきの悪い「入眠障害」、眠りが浅くて何度も目が覚めてしまう「中途覚醒」、早朝に目覚めて二度寝ができない「早朝覚醒」のタイプがあります。夜間に不眠が続き、日中に精神や体の不調を自覚して生活の質が低下する場合、不眠症と診断されます。

◎睡眠時無呼吸症候群

睡眠中に何度も無呼吸になってしまう病気です。無呼吸状態になると、ほんの少しの間とはいえ、全身が低酸素状態になります。そのため、睡眠状態を悪化させます。体への負担も大きい病気です。

◎レストレスレッグス症候群（むずむず脚症候群）

レストレスとは、そわそわした、絶え間なく動くという意味。この病気は下肢静止不能症候群とも言われ、夜、ベッドに入ったときに下肢に不快な症状を感じる病気です。

◎周期性四肢運動障害

脚や腕、もしくはその両方がピクピク動いたり、素早く跳ねたりして、それによって睡眠が妨げられる病気です。

◎過眠症

睡眠をしっかりとっているのに、日中、強い睡魔に襲われ居眠りしてしまったり、夜間の睡眠時間が通常より長くなってしまう病気です。ふつうでは考えられない場面でいきなり居眠りしてしまったり、居眠りを繰り返すといった特徴があります。

◎ナルコレプシー

過眠症の一つです。日中に突然強い眠気が襲ってきて、眠ってしまう病気です。とくにナルコレプシーの眠気は強烈で睡眠発作と呼ばれています。特徴的な症状として、驚いたり大笑いしたときに体の力が抜けるカタプレキシー（情動脱力発作）、寝入りばなにみる幻覚（入眠時幻覚）、寝入りばなに出現する金縛り（睡眠麻痺）などがあります。

睡眠不足は脳を劣化させる

睡眠不足や質の良くない睡眠は生活習慣病になるリスクを高め、なおかつ症状を悪化させることがわかっています。

とくに慢性的な睡眠不足は日中の眠気や意欲低下、記憶力低下など精神機能に影響するだけでなく、体内のホルモン分泌や自律神経機能にも大きな影響をもたらします。

生活習慣病とも深い関係のある睡眠

仕事などで寝不足が続いたとき、いつになく食欲が湧いてきたという経験はありませんか？　なぜそうなるかと言うと、寝不足が続くと食欲を抑えるホルモンの分泌が減少し、逆に食欲を高めるホルモンが多く分泌されるからです。ごくわずかな寝不足がホルモン分泌、ひいては食欲にまで影響しているわけです。

そのほか睡眠不足の人は、肥満や高血圧、糖尿病、脂質異常症などや、心筋梗塞や脳血管疾患など生活習慣病にかかりやすいことも明らかになっています。反対に良質の睡眠がとれている人は、免疫力が高く、病気にかかりにくいと言われています。

睡眠は記憶を脳に定着させるためにも大事

睡眠不足は、体だけでなく脳にも大きな影響をもたらします。脳にイキイキと働いてもらうためには質の良い睡眠が何より大事です。

睡眠中は新たな情報が脳には届きません。起きているときはさまざまな状況に直面し、絶え間なく情報が入ってきます。しかし、睡眠中は現実からいったん引き離されるので、まったく情報が入ってきません。脳にとって睡眠中は大事な休息のひととき。疲れをとるには絶好の時間なのです。

そして、**その睡眠の質を上げるのが睡眠前の「瞑想」です。**日中、起きているとき、周りに何もなく、話しかけてくる人もいない、静かな場所にいるとホッとすることがありますよね。脳もそんな感覚を寝ているときに感じているのだと思ってください。

といっても、寝ている間も脳は働き続けています。

脳は、日中にあまたと入ってきた情報や記憶を深い睡眠中に整理しているのです。

そして、呼吸を意識しながらする瞑想は脳の疲れをとり（次項で詳しくお話しします）、脳の情報を整理してくれるのです。

日中の活動中、いったん短期的な記憶の保管庫・海馬に入れられた情報は睡眠中に整理され、とるに足らない情報や老廃物は排出されます。翌日の仕事に関することや家族との楽しい出来事など、長期記憶として残すべきものは大脳皮質に送られて保存されます。

そうやって記憶を取捨選択し、余分な情報を捨てることで、脳に新たな情報がスムーズに入ってこられるように空きスペースを確保するわけです。パソコンに溜まった不要なファイルなどを減らすとメモリの容量が軽くなって、サクサク動くようになりますよね。脳も同じなのです。

つまり、睡眠不足が続くと記憶を定着する時間が減るわけですから、当然、記憶できることも減ってしまうのです。

会話をしているとき固有名詞がすぐに出てこないことがありますよね。「年のせいだ」と考える人も多いですが、実は、睡眠不足が原因ということも十分にありえるわけです。

睡眠不足が続くと脳内にどんどん余計な老廃物が溜まってしまい、脳の老化が早まります。ダメージが大きいと認知症を発症する恐れもありそうです。

脳の働きが落ちると気持ちも沈む

睡眠不足の人の8割がうつ病を発症し、また、うつ病の8割が睡眠不足という、睡眠とうつ病の相関関係をお話ししましたが、気持ちが沈むのは、脳の働きが落ちていることにも原因があります。

そもそも脳には、働きが低下するとネガティブな感情を生み出すという特性があります。失恋したり、会社でパワハラを受けたりしたときに、辛い、しんどいと感じるのは、脳の働きが著しく低下しているからに過ぎないのです。もちろん、失恋やパワハラが原因で脳の働きが低下する場合もあります。

たとえば、睡眠不足が続くと朝起きるのがしんどくなり、何をしていても楽しいと思えなくなってしまうこともあります。でも、睡眠がバッチリとれていれば、脳も体も健やか。必然的に考え方もポジティブになります。

いずれにせよ脳の働きをスムーズに復活させるには、良質な睡眠をとることが大事なのです。

睡眠不足を解消するには瞑想がおすすめ

睡眠不足が原因で心身に不調をきたしている人におすすめしたいのが瞑想です。

瞑想とは、目を瞑《つむ》って、ただただじっと自分に集中し、自分の感覚に耳を傾け、自分を「感じる」作業です。

こんなカンタンなことで睡眠を変えられるの？　と疑問を持たれる方もいるかもしれません。ですが、実際に変わっていくのです。

私は、瞑想をお教えしている仕事柄、歯磨きをするのと同じように瞑想が習慣になっています。「何だか今日は納得いかないことがあったな～」など、いまいち眠れないと感じるときも、瞑想をすると入眠がスムーズになります。また就寝前ではなくても、ちょっと心身に疲れを感じたとき、何となく落ち着きたいときにも、スキマ時間を見つけて「ふぅ～」と息を吐きながら数分瞑想をします。

すると脳の疲労が減り（脳の固まった部分がやわらかくなってじんわり溶かされていく感覚があります）、何だか頭の中が片づいて、爽やかなミントの風が吹いたみたいにスーッと、かろやかになります。

眠る前の瞑想は、良質な睡眠への助走タイム。そんなふうにとらえて実践していただけたらと思います。実際、瞑想することで脳は活性化されます。脳と体と心はつながっていますから、血の流れも、気の流れも良くなって、より心身ともに健康を保つことができるのです。

瞑想が深まると、脳波はミッドアルファ波に変わる

人や動物が出す脳波にアルファ波があります。アルファ波はリラックスしているときや、目を閉じたときに多く現れます。**瞑想をすると気持ちが落ち着いてリラックスし、アルファ波が出てきます。**

さらに、リラックスしてなおかつ集中している状態になると出るのが、ミッドアルファ波です。ミッドアルファ波が出ていると、集中力、記憶力が増し、最高のパフォ

ーマンスを発揮できる状態になります。

睡眠に入るときに出てくる脳波にシータ波がありますが、アルファ波からシータ波にいくまでの間に出てくるのがミッドアルファ波です。このミッドアルファ波の状態を15分ほど続けると、脳の疲れがとれると言われています。

ただ、いきなりミッドアルファ波の状態を15分も続けなければ……と思うとハードルが高くなってしまいます。そこで瞑想が有効なのです。

さまざまな脳波の種類

睡眠には浅い眠りの「レム睡眠」と深い睡眠の「ノンレム睡眠」があり、約90分の周期で交互に訪れています。深い睡眠、すなわち「ノンレム睡眠」のときに多く現れるのが、デルタ波と呼ばれる脳波です。

脳波には次のような種類があります。

・ガンマ波……極度の緊張状態にあるときに出る（反対に超集中状態のときにも出る。チベットの高僧が瞑想したときにガンマ波が出ていたと言われる）。
・ベータ波……脳が活動状態にあり、起きているときに一番多く出ている。
・アルファ波……リラックスしているときに出る。
・ミッドアルファ波……深くリラックスしているとき、集中しているときに出る。ゾーンに入った状態（ゾーンとは脳の緊張が抜け、思考がクリアになったり、時間を忘れるほど集中した状態にあること）。
・シータ波……寝入りばな、ウトウトしたときに出る。
・デルタ波……熟睡状態のときに出る。

私たちがふだん日常生活を送っているときはベータ波の状態です。そこから、瞑想を行うと次第にアルファ波へと移行していき、アルファ波からシータ波に移っていく途中にミッドアルファ波があるわけですが、このミッドアルファ波は、深いリラックス状態でかつ、とても集中している状態です。左脳の顕在意識だけでなく、ふだん眠っている右脳の潜在意識がONになり、いつもは意識下に埋もれているようなものを思いついたり、ふだん出せないような力が発揮される状態の脳波です。

かの作曲家モーツァルトが、書き損じなく、降りてきた音をそのまま譜面に書いていった、というエピソードがありますが、まさにゾーンに入った状態にあったのでしょう。

ちょうど瞑想をしているときがミッドアルファ波で、その状態を15分ほど保つうちに、ふだんはうまく眠りにつけない方も、だんだんとシータ波へ移行し、そこからデルタ波へと進んでいき、深く寝入ることになります。

脳がミッドアルファ波の状態になると、頭の中で直感やイメージが湧いてきたり、ひらめきといったものを受け取りやすくなります。これは特別な能力でも何でもなく誰もが持っている能力で、訓練次第で誰でもそうしたことが可能になります。

Column

睡眠薬のメリット&デメリット

不眠が続いた場合、専門医に相談することもあると思います。場合によっては、睡眠導入剤などを処方されたりするでしょう。症状が本当に悪いときに短期間、睡眠導入剤を服用することが必要なこともあると思います。ただし、依存性があるタイプもあるので、個人的には漫然と服用し続けるのは避けたほうがいいと考えています。

なぜなら、薬は一時的な対処療法であり、「眠れない」という症状を治すことはできても、脳の疲労を根本的に改善したりはしないですし、何より疲れ切った脳を癒してはくれないからです。

だまされたと思って、薬に頼る前に目を瞑ってジーッと自分の内側に気持ちを向けてみてください。本書の読者は誘導瞑想の音源をダウンロードすることができますので、ぜひ活用してください（81ページ参照）。

第2章

瞑想がすべてを解決してくれるわけ

Essential 1 瞑想とは何か？

瞑想で特別なことはしない自分の内側をただ感じ、観るだけ

第1章では、瞑想と睡眠の関係をご紹介しました。第2章では瞑想が睡眠だけでなく、私たちにもたらしてくれるさまざまな効果についてお伝えしましょう。

瞑想は意外にカンタン

マインドフルネスとは、〝今〟という瞬間に100％集中し、自分が感じている感覚や感情、思考を静かに観察している心の状態のこと。

瞑想は、座って自分の呼吸や内側により意識を集中させることで、マインドフルネスよりも自分をもっと深く感じることができます。

瞑想こそ最適な脳の整理整頓の手段です。

瞑想は、決して堅苦しいものではありません。158ページで「ながら瞑想」という、何かをしながらできる瞑想についてお話ししますが、〝ながら〟でもできてしまうんです。

骨盤を立てて座り、その上にまっすぐ胴体があり、さらに首が上にすっと伸びていて、その上に頭がのっています。それが自然な姿勢です。あぐらをかいて座っていてもいいですし、椅子に座った状態でもかまいません。天と地に対して自分が垂直になるよう、背筋をまっすぐにした姿勢で、自分の呼吸と自分の中心に目を向けるだけです。

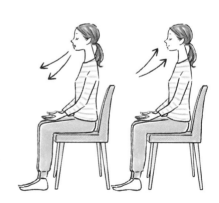

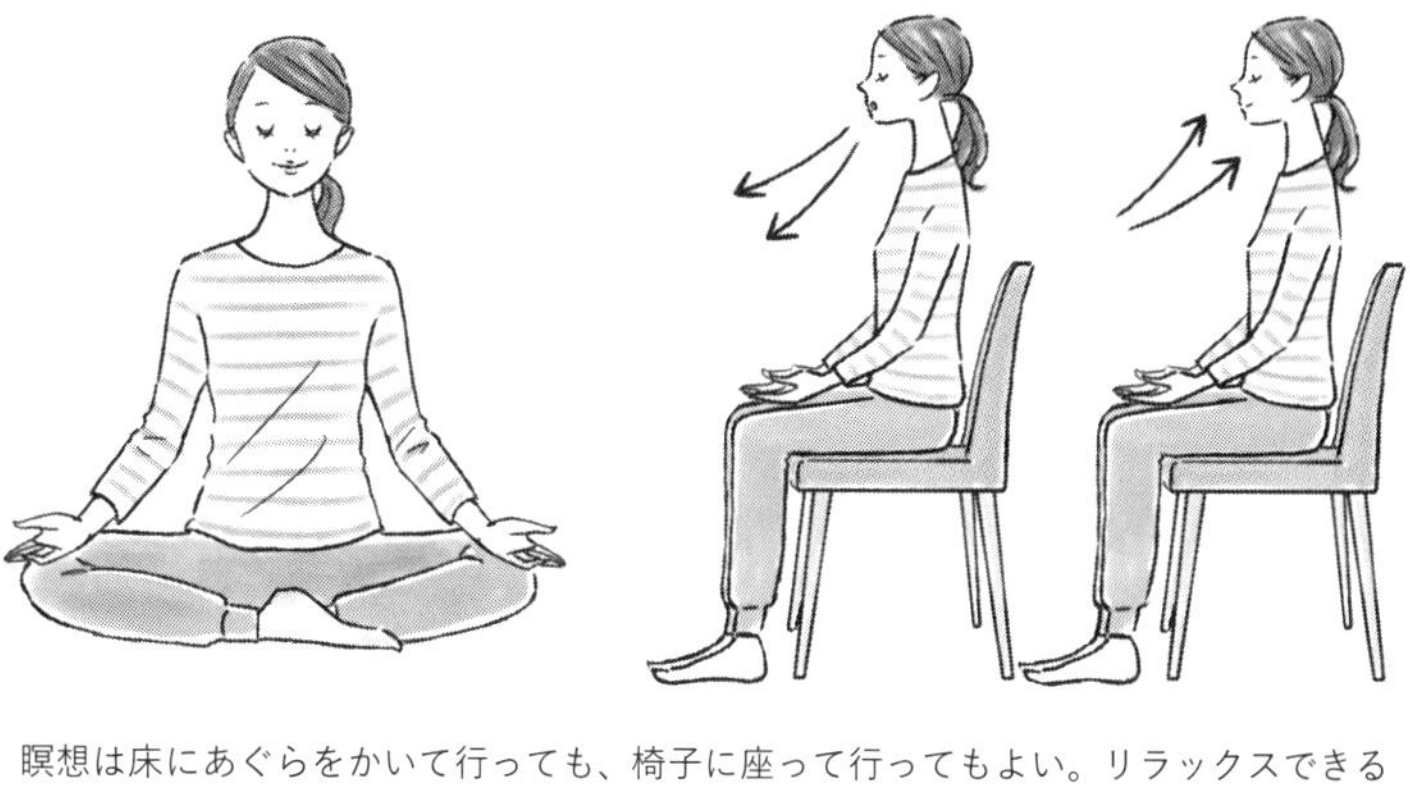

瞑想は床にあぐらをかいて行っても、椅子に座って行ってもよい。リラックスできる姿勢で、呼吸に意識を集中する。

心静かに、自分の中に感じているすべてをそのまま、ただ感じ、自分の内側に意識を向けて観察する。それだけで脳は活性化し、整理整頓されていきます。

まだ来ていない未来のことを心配し続けたり、すでに終わった過去のことを思い出しては延々と悩んだり、人に言われた何気ないひと言に傷ついて、そのことをずっと考え続けたりといった経験はありませんか。

そんなときこそ1分でも2分でもいいので瞑想をしてほしいと思います。コツは、わずかな時間でいいので毎日続けることです。長い時間やらなくていいです。「無」になんか、なれなくてもいい、いろいろ考えちゃっていい。雑念でいっぱいになっている自分に気づけただけで十分素晴らしいのです。

本書を手に取ってくださったみなさん、ここからです。**ぜひ、自分を否定せず、いろんな自分自身をまずは認めて受け容れ、ただただ「感じて」ください。**ふと疲れたときに、「ふぅ〜」と息を吐きながら目を閉じてみる。そして、「あれをやらなきゃ、これもやらなきゃ」と外に向いている意識を、自分自身に向け、自分に時間を使ってあげてください。

自分自身を「感じて」あげることが、自己ヒーリングです。1分でも2分でも瞑想に取り組むことで、ごちゃごちゃになっていた脳内がだんだんと整い、すっきりしてラクになってくるはずです。

何事も習慣化が大事

とはいえ、カンタンなことほど難しかったりします。

私が小中学生の頃、父は自宅の一角で書道教室を開いていました。私は父から書道を教えてもらっていたので、学校では書展に出品するたびに賞をいただき、表彰式の常連になっていました。高校時代は書道部に入り、そこで良い先生と出会えたことでさらに腕に磨きがかかり、書道の全国大会で最優秀賞を受賞したこともありました。

そんなこともあって、書にはそこそこ自信があったのですが、それでも難しいと感じていたのは画数の少ないカンタンな字でした。ごまかしが効かないからです。

たとえば、漢数字の「一」。それこそ一画しかありません。墨汁を含ませた筆を、最初に半紙のどこに落として、どのくらいの力加減で、どのくらいの太さで、どんな角度でどこへ向かって書いて、筆を止めるか。このすべてが一筆で決まってしまうんです。余白の部分とのバランスもあるだけに、こういった画数の少ない字を書くときには、子どもながらに毎回、難しさを感じました。

でも、時間をかけて何度も書いているとコツのようなものがつかめてきます。もちろん、それでも書くたびに難しさを感じてはいましたが、かなり習慣化はされてきているのでより良い「一」を目指して書くことができるようになります。

瞑想も同じです。最初は慣れないので戸惑うことも多いと思いますが、何度か続けていくうちに、要領を体でつかむことができるようになります。そうすればしめたもの。より高みを目指して、瞑想に取り組むことができるようになっていきます。

Essential 2 瞑想するときに大事なこと

大切にしたいのは手を抜かず、いかに力を抜くか

ここでは瞑想をするうえでの心得をお伝えします。といっても、とくに流儀があるわけではありません。

ただ、**決して「今日も瞑想をしなくちゃ」「しなければならない」などと、瞑想することを義務化しないようにしてください。**いったん、「瞑想はしても、しなくてもいい」とラクに考えて、心をフラットにしてみましょう。何でもそうですが、気負って変に力が入ってしまうと空回りしてしまいます。

手は抜かず、力を抜く。

意識を自分の内側に集中させることは丁寧に行い、あとは脱力。さぁ、そこから瞑想に入っていきましょう。

瞑想は長くやらないといけないと思い込んでいる人も多いですが、そんなことはありません。本当に1分からでかまいません。まずはトライしてみてください。

"今"を受けとめる

あなたが今、気になっていること、頭の中にあることは何でしょうか。

仕事での人間関係の悩み？ それとも家族のこと？ はたまたお金のことでしょうか。

あるいは過去に起きてしまったことへの後悔だったり、反対にこれから先、未来に起こるかもしれないことを想像して、心配したり悩んだりしていませんか？

それらすべてが頭の中でごちゃまぜになってしまって、常に慌ただしく何かを考えてしまっている人も多いのではないでしょうか。

アメリカの心理学の研究によると、「人間は1日におよそ6万回物事を考えている」そうです。睡眠時間を除けば、ほぼ毎秒何かを考えているのです。そして、ほとんどの人は、その6万回のうち95％は昨日と同じことを考えていて、さらにその80％はネガティブなことを考えているのだそうです。

瞑想ではそういったさまざまな事柄を手放していきます。**過去でも未来でもなく、〝今〟ここにいる自分を感じ、自分の心の中を観ることに集中するようにしてください。**

もちろん、すぐにできなくてもかまいません。できるかぎり自分の内側に意識を集中するように心がけていただければ、それで十分です。

瞑想中に考えごとをしてもOK

「瞑想中は、心を『無』にしなければいけないとよく聞くのですが、それがなかなか難しくて」「忙しいときほど、考えごとを心の中からなくすのは難しい」などと言われることが多いです。でも、心を無にする必要はありません。

むしろ考えちゃってください。

「考えちゃってる自分がいるなぁ～」「瞑想は考えてはダメと思っている自分がいるなぁ～」と、その気持ちをそのまま感じてもらえば大丈夫です。

そもそも「無になろう、なろう」と思っているうちは無になれません。ですから、「無になろうとしているけど、なれない自分がいるなぁ～」と感じるだけでいいんです。
そうしているうちに、だんだんと自分の中のエネルギーが落ち着いてきます。

たとえば、自分の中に湖があるとします。悩んだりクヨクヨ考え続けている状態というのは、その湖に沈澱していたであろう泥土が舞い上がって、水が濁ってしまっている状態です。また、無になろうと「考えちゃダメ！」と思考を追いやろうとするのは、むしろ舞い上がった泥土をバシャバシャと飛び散らかしているようなもの。
そんな舞い上がった泥土も、静かに自分の内側を観て、「どんな自分も自分である」と、自分を感じ受け容れていくうちに、地球の重力によって自然に下へ下へと沈殿していきます。

すると、何となく見えているものの透明度が増してきます。「これをやったほうが良かったんだ」「あの人はなぜあんなことを私に言ったんだろう」などと悩んでいたことを、落ち着いて、俯瞰して見つめることができるようになり、さらにいろいろと分析できるようになっていきます。

誰もが「早く結果を出したい」「一刻も早く悪い状況から脱したい」と結果を急ぎがちですが、そこでバタバタしても、泥土は舞い上がってますます手に負えない状況になっていくだけです。

いったん「止まる」ことが怖い人もいらっしゃいます。しかし、マグロやサメのようにずっと泳ぎ続けていないと死んでしまう、動いていたほうがラク、という方でも、休日や休憩時間はあると思います。「正しい」という字の上の「一」を外したら「止まる」という字になりますよね。やはり、自分の中にある「正しさ」は、一度「止まって」、内側をしっかり感じ観ることで確認ができるのだと思います。

一度止まって自分の内側を観ることで、本来の自分がわかり、本来の自分が生きやすくなるのではないでしょうか。

瞑想は、ちょっと姿勢を正して、ほんの少しの間、自分の中心を感じるように意識し、自分の中に広がる泥土のようなモヤモヤや不安を、ただ下へ下へと沈殿させていく。そうした時間だと思っていただけたらと思います。

イメージ力で心のネガティブ要素を一掃する

瞑想していったんはフラットな気持ちになっても、それに対して誰でも抵抗感が出てきたりします。不安や心配など、ネガティブな思考は寄せては返す波のように、何度もやってくるものです。

自分の気持ち、思い込みによって行動にリミット、すなわち制限をかけてしまうことがあります。これをリミッティングビリーフ、もしくはメンタルブロックと言います。自分には無理ではないかとか、人から批判されるのではないかというネガティブな思考状態に陥って、行動に移せなくなることを指す言葉です。

リミッティングビリーフもメンタルブロックも想像以上に強固なもので、エネルギーも大きいです。まるで冷凍庫から出したばかりの氷みたいにカチカチで硬く冷たく、それが自分の中にあると、エネルギーの流れが滞ってしまいます。自分の中に澱《おり》のように溜まったネガティブな焦りやモヤモヤを、なかなか外に出すことができなくなるのです。

そこで稼働させてほしいのが、イメージの力です。

イメージには、計り知れない絶大な効力があります。

ご自身の中にドカンと鎮座しているリミッティングビリーフ、もしくはメンタルブロックを硬い氷の塊だと思って、両手でさわるイメージをしてみてください。すると、両手の温もりで塊の氷がポタポタと溶けはじめ、液体となって垂れてきますね。時間をかければかけるほど氷の体積は小さくなり、すべて液体となる前に、ある程度小さくなればストンと下へ落ちて、自分の中からスッキリ流れ出て行きます。

溶けて流れ出す時間は人それぞれですし、1回では無理かもしれません。でも、ダメだったから、こんなことをやってもしょうがないと思ってやらないでいると、その塊はいつまでも自身の中にあり続けます。

新しい何かをしたいとか、こんなことがしたいといった自身の行動を阻むようなブロックを、無理に力を加えて取り除くのではなく（それこそ、便秘したからといって、冷たい牛乳をゴクゴク飲んだり、座薬を無理に押し入れたりするのではなく）、イメージの力によって取り除くことができれば、ラクにスムーズにエネルギーを循環させることができるのです。

ジャッジしないでただ受けとめる

私はふだんから瞑想が習慣になっています。何か自分の中にネガティブな要素が溜まりはじめているなと感じたら、どこでもすぐに瞑想をします。流れを滞らせているネガティブなエネルギーを溶かしていくイメージをしながら行います。

瞑想中に気づいたこと、感じたことに対して、評価したり、良い、悪いのジャッジもしません。

多くの人は、たとえば誰かへの批判や、自分の良くないところ、あるいは悪い状況が瞑想中に思い浮かんできたら、「正さなくちゃいけない」「こうしなくちゃいけない」と思いがちです。でも、そこでジャッジする必要はないのです。

そう思っている自分がいたら、そのまま、そんな自分を感じてください。まずはそれだけで十分です。

瞑想で大切なのは、自分の内側で起きている、ありのままを観察すること。最初か

らは難しいかもしれませんが、それを続けているだけで、何か自分にとっての〝気づき〟を得ることができるようになっていきます。

五感で感じたことに意識をあてる

瞑想をすると直感が冴え、ひらめきを受けとりやすくなります。こうした力を第六感と言います。第六感とは、理屈では説明しがたい、鋭く物事の本質をつかむ心の働きのことです。たとえば、これから起こりそうなことを〝虫の知らせ〟でキャッチできたりするのは、第六感が働くからです。

もともとどんな人にも第六感があるのです。しかし、文明の発達とともに自然から離れて暮らすようになったせいか、現代人はこの第六感が弱くなっています。

脳内に松果体という小さな内分泌器があります。眉間のあたり（第6チャクラ）の奥にあり、第3の目（サード・アイ）と称されています。

松果体は体内時計を調節するホルモン、メラトニンを分泌しています。メラトニンは体内の問題を察知して修正し、良い方向へ向かわせるホルモンであり、松果体はその供給源となる、人間にとってとても大切な器官です。霊的な力を発揮しているとも言われ、直感や自分のひらめきに確信が持てたりするのは松果体が機能しているからだと言われます。

ところが、現代人は目で見えるものしか信じないというように物質的になりすぎて、松果体の本来の資質が機能しなくなってしまっています。だから、〝第六感が働かない〟のです。

瞑想は、松果体を活性化させることができます。五感だけでなく、生物として自分に備わっている第六感も、瞑想によって覚醒させることができるというわけです。

Essential 3 瞑想は何が大切かに気づかせてくれる

自分とのラポール（信頼関係）と、自分を褒めることを大切にする

瞑想は、自分自身と向き合う時間とも言えます。私は、瞑想とは自分とのラポールを築くためのものだと思っています。

自分とのラポールを大切にする

ラポールとは、フランス語で「橋を架ける」という意味です。「調和した関係」「心が通じ合う関係」を表す言葉として使われます。

自分とのラポールがしっかり築けていると、「誰に何を言われようとも自分はこう感じる」「人から何を言われようが嫌われようが、それはそれ」、と思うことができます。ところが、自分とのラポールが築けていないと、人の意見に振り回されてしまい

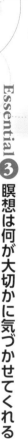

ます。自分の感覚を無視し、自分の内側の声をよく聴きもしないで、「あの人がそう言ってるんだから、そうなんだろう」と、安易に流されてしまうのです。

そうすると、どんどん自分の軸からズレてしまい、自分の存在意義や存在価値がブレるようになって、人をうらやんで自分を卑下してしまうといった悪循環に陥ってしまいます。

しかし、瞑想によって自分とのラポールを築くことができていきます。瞑想を毎日少しずつ続けることで自分軸も太く強くなっていきますから、ブレない自分へと成長させることができるのです。

シャンパンタワーの法則

「シャンパンタワーの法則」というのを聞いたことがあるでしょうか？　シャンパンタワーを思い浮かべてください。タワーのてっぺんからシャンパンを注ぐと、一番上のグラスが満ちれば下のグラスに流れていきますね？　一番上にはグラスが一つのっています。このグラスが「自分」で、2段目には2×2で4つのグラスが並んでいます。この4つは「家族もしくは家族のように近しい存在」、3段目は3×3で9つ、これらは「友人や職場の同僚」、そしてさらに遠い存在にまで、上から下へと順々にあふれたシャンパンが流れ落ちていきます。まずは、一番上の自分が満たされていなければ、他の人たちを満たすことはできないわけです。

にもかかわらず、家族思いの主婦の方に多く見られるのが、自分から注がずに、家族から注いでしまうこと。自分から注げば1回ですみます。しかも均等に行きわたります。

シャンパンタワーの法則

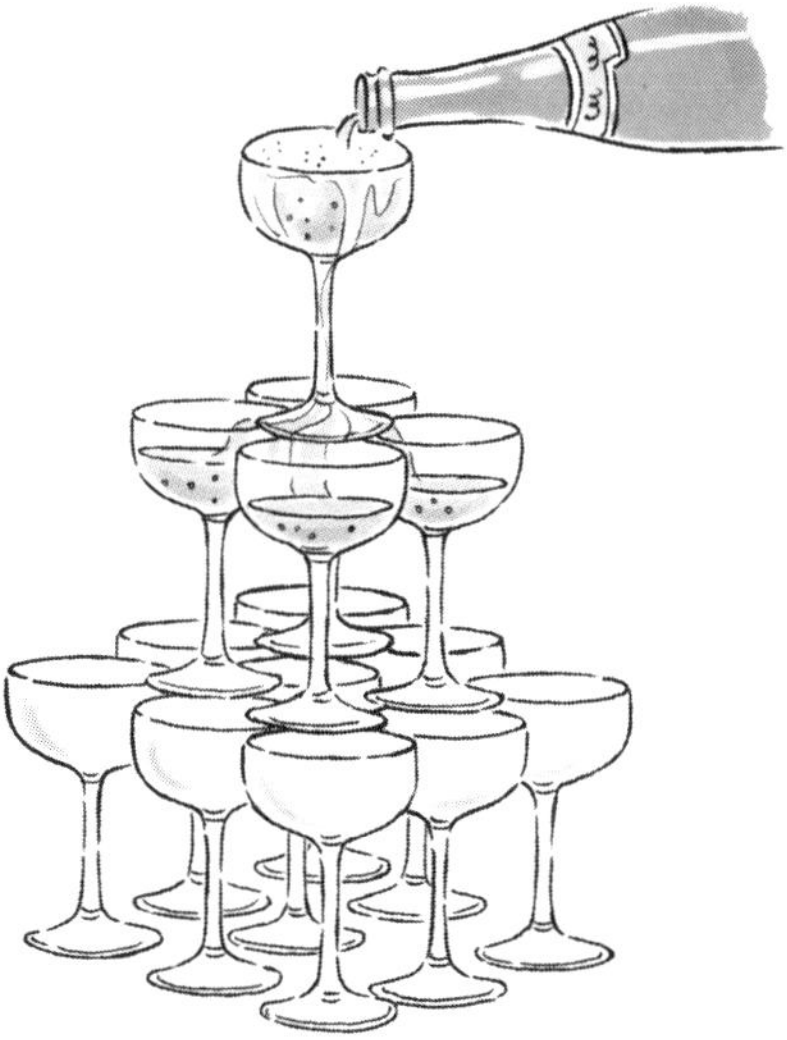

タワーの一番上が自分で、その下の4つのグラスは家族と考える。シャンパンを一番上の自分から注げば、上から順にグラスが満たされていく。しかし、2段目の家族から注いでいくと、一番上の自分はいつまでたっても満たされない。

ところが、2段目に控えている自分以外の家族から注ごうとした場合、それぞれのグラスに1回ずつ注がなければなりません。その結果、自分のエネルギーが枯渇してしまいます。自分に注いでいないので、どんどん自身の心が乾いて、干からびてしまうわけです。

自分が満たされてはじめて他の人たちを満たすことができるのに、自身が満たされておらず、枯渇した状態で人を満たしてあげようとすると、必ずネガティブな要素が混ざってしまいます。「私がこれをやってあげたんだから、あなたはこうしてちょうだいよ」といった感じで、見返りを求める愛情、条件つきの愛になってしまいます。その想いは相手にまっすぐ届きません。見返りを求める愛は、本物の愛ではないからです。だからこそ、**自分を真っ先に満たしてあげることが実はすごく大切なのです。**

瞑想は脳の疲れをとるための休息の時間だとお話ししました。それはとりもなおさず、自分を大切にすることなのです。自分を大切にできれば、自分を満たすことができる。そうすれば、相手を純度の高い愛情で満たすことができます。しかも、自分のワクワクにしたがって行動できるようになり、余裕が出てきます。

かくいう私も、自分よりまず家族や周りの幸せを優先しがちでした。でも、瞑想をはじめ、「シャンパンタワーの法則」を知ってから、考え方を変えました。

人ではなく、自分を先に幸せで満たしていくことをはじめました。

「感謝」という言葉は、感じて謝る、と書きますね。それが以前の私は、まったくできていなかったのです。でも、自分自身に感謝をしていたわるようになってから、家族や周りの人たちとの関係もおおむね良好、今が一番楽しくて幸せです。

これは私の受講生の方々にもよく言うことなのですが、今辛い、楽しくない、と感じているなら、まずは自分の胸に手をあてて、自分自身へ感謝を言ってあげてください。感謝に勝る浄化はありません。

自分を褒めることの大切さを教えてくれる

日常の中でぜひ実践していただきたいことがあります。それは「自分褒め」です。

自分で、自分を褒める。

これができていない方が実に多いです。それどころか、自分にダメ出しばかりをしています。**自分で自分を責めているから、人からも責められてしまうのです。**

次につながる前向きなダメ出しであればいいのですが、そうでないなら、できるかぎり自分へのダメ出しはしないでください。代わりに褒めて、褒めて、褒めまくりましょう。**自己肯定を繰り返すことが、「どんな自分も、自分である」と認め受け容れることにつながっていきます。**

Essential 4 自己受容が大切

エネルギーを循環させるには自分の〝黒い部分〟も認めること

太極図をご覧になったことはあるでしょうか。白と黒の勾玉が組み合わさったような図で、東洋医学や陰陽五行の説明の中でよく出てきます。

万物は陰と陽で循環している

これは陰と陽のバランスを表していて、白色が陽、黒色が陰です。この世のすべてが陰と陽で成り立っていることを示しています。しかも、この白と黒の境目の部分は直線ではなく、曲線になっているのが大きな特徴です。これは、すべての物事は固定された状態にあるのではなく、黒が白へ、白が黒へと変化し、循環していくことを表しています。

そもそも宇宙のすべてはプラスとマイナスの要素が対で成り立っています。光と影、陰と陽、善と悪、昼と夜、太陽と月、男性と女性の存在などが、まさにそれを証明しています。

この太極図は人間の意識の世界も表しています。誰の中にも、ポジティブな思考とネガティブな思考の両方が必ずあるものです。それは直線で真っ二つに分断されているのではなく、どこかあいまいな部分を含みます。太極図の中央を走るS字曲線はそれを象徴していて、この曲線を「S自他境界線」（セパレーションライン）と言います。これが直線で円が真っ二つに分断されていたら、循環は起きません。

陰と陽を表す太極図

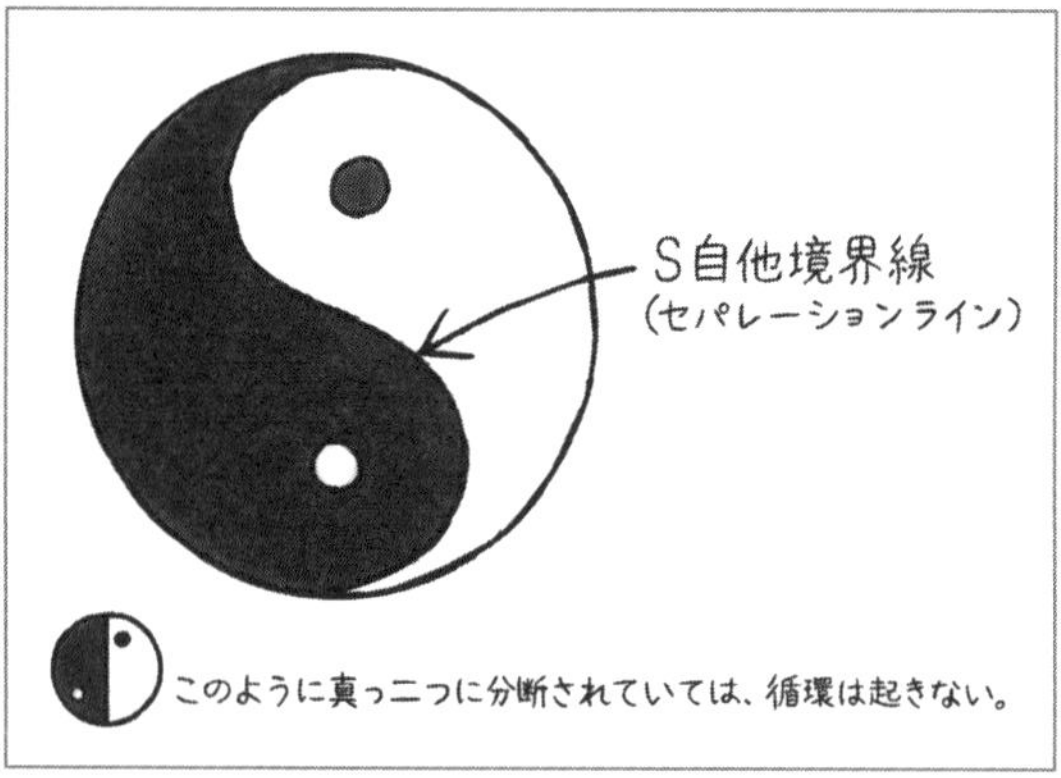
S自他境界線
（セパレーションライン）
このように真っ二つに分断されていては、循環は起きない。

万物はすべて陰と陽のバランスで成り立っており、また陰から陽へ、陽から陰へと移ろいゆくものであることを表している。

また、黒色の中には小さな白い円があり、白色の中には黒の円があります。これも宇宙には太陽があって月があり、日中があって夜があるし、人類には男性と女性がいるから成立しているという定理を示しています。

たとえば、苦労や悲しみだと思っていることの中に、実は未来の幸せにつながることが内包されていることもあります。それぞれの真ん中に小さな円があるのは、そういったことも示しています。

誰にでも黒い部分はある

黒は陰だから悪というわけではありません。誰の内側にも黒色の要素と白色の要素があるのです。自分の内側にもその二つがあることを認めることができると、内なるエネルギーがスムーズに循環していきます。

ただ、多くの人はなかなか自分の内側にある〝黒色〟の部分を観ようとしません。

自分にとって都合の良い人、都合の良い事象は受け容れるのですが、嫌な人、嫌な事象は、〝黒色〟的な存在とみなし、自分の中にもその要素があるにもかかわらず、それを認めようとしない、受け容れないわけです。

でも、実はそうやってシャットアウトしてしまうことがよくないのです。その途端にエネルギーの流れが滞ります。

他人は鏡です。目を背けたくなるほど嫌な人物や事象が目に映ったのなら、自分の中にも黒く、ときには見たくないほど汚いものがあるのだと認め、瞑想で「自分の内側にも黒い部分があるなぁ〜」と内観し、受け容れていく。すると、うそのようにエネルギーが良い方向へ循環していきます。


ご存じの方も多いと思いますが、アニメ「ドラゴンボール」に、フリーザという宇宙規模の極悪キャラが登場します。フリーザは3回変身するのですが、最初は鎧《よろい》を身にまとっています。自分のすべてが出てしまうと宇宙全体がとんでもないことになるからと、自分を抑えているのです。でも、最後にはそれらの鎧をすべて脱ぎ去ってしまいます。するとプルンとした、小さな子どもみたいなキャラが出てくるんです。しかも、その子どもみたいなシンプルな姿が、それまでのキャラの中で最も強いのです。

要するにそれが本来の自分なのです。でも、本来の自分を認め、受け容れるのが怖かった。だから、鎧を身にまとっていたわけです。けれど、最後には認めて受け容れ、本来の自分の姿を現した。その結果、素の自分が、実は最強だったというわけです。

受容できるとエネルギーが循環していく

コインに「表」と「裏」があるように、人生も表裏一体、どんな人にも必ず、「表」と「裏」があります。この地球に生まれてきた以上、誰もが闇（黒）の部分を持っているのです。光（白）しかない人はいないのです。

美輪明宏さんの言葉に「白の白さを知るには、黒の黒さを知ること」という名言があります。白（善）の白さを知るためには、やはり黒（悪）も知る必要があります。闇があるからこそ、光は輝いて見えるのです。そのことを理解して、白い（善い）部分も、黒い（悪い）部分も、どちらも私であると受け容れて認めることができたらしめたもの。あなたの内側にあるエネルギーが循環しはじめます。あたかも溜まっていた宿便が一気に出ていくような、そんな爽快感すら味わえます。

逆に循環がうまくいかないと、いつまでも自分の中に、嫌な鬱屈《うっくつ》したものがはびこり、どんどん溜まってさらに苦しくなります。

瞑想で丁寧に自分自身と向き合い、受け容れることができれば、自分の中に溜まりはびこったいろいろな嫌なもの、膿のようなものが下へ下へと「消化」されるようになり、自身のエネルギーが「昇華」して、自然と周りが変化していきます。

自己受容と自己肯定は似て非なるもの

自分にも〝黒い部分〟があると認めることができることを受容と言います。

「自己受容」とはポジティブだったり、どちらかと言えばプラスのイメージの自分だけではなく、自分でも何だか嫌だなと感じる、人からよくダメだねと言われるような部分もまた自分自身であると、そのまま受け容れることです。

認めたくないと思っている部分があったらその部分を恥じるのではなく、責めるのでもなく、ただ、感じてあげることが癒し、自己ヒーリングになります。そうやって受け容れることができるようになると、先ほどの太極図の理論のように、エネルギーが循環しはじめます。

似たような言葉に「自己肯定」感がありますが、こちらはプラスのイメージの自分は肯定できるけど、〝黒い部分〟の自分は肯定できていないように私には思え、偏ったものを感じるので別物ととらえています。

とくに他人に期待しがちな人は、自分の思いと相手の行動がズレていた場合、「こんなはずではなかった」とその人を切り捨ててしまったりします。そうではなく、「あなたはあなた、私は私」だけど、「私はあなた、あなたは私」でもあるととらえ、両者を受け容れることができると、エネルギーはスムーズに循環していくのです。

循環の法則について

これまでに何度か「循環」という言葉を使って説明してきました。

循環とはエネルギーが循環するということ。この世の中はエネルギー、波動でできています。私たちに見えている肉体も実は素粒子から成り立って、それが細胞となり、凝集して固体化し、目に見えているわけです。

目に見えるものは整理できても、目に見えない自分の内側にあるものを整理するのは、ときとして難しいことです。

でも、それを行うために瞑想があります。自分の中の黒と白、光と闇、ポジティブ思考とネガティブ思考、いずれも両方、「自分にある」と認めることができるとスムーズにエネルギーが循環しはじめます。

反対語ではないのですが、「悪循環」という言葉があります。便宜上、そう言ったほうがわかりやすいので「悪循環」と使ったりしますが、これは悪が循環しているわけではありません。エネルギーが停滞しているということです。悪い状態がそこにとどまっていることを言い表しています。

では、その状態から脱して、流れを良い方向に循環させるには、どうしたらいいのか。それは、やはり「受け容れる」ということからはじまります。

見つめるべきなのは自分自身。自分を内観できるのが瞑想の良さです。どんな自分も認め受け容れることがとても大切です。

Column

負は負で落とす
嫌な人が現れたらチャンスと思おう

自分に対して怒りをぶつけてくる人や、ちょっと嫌だなと思う人が目の前に現れたとします。あなたはどう感じるでしょうか？

実は、こうした存在は、自分の潜在意識にあるものを、相手が演じて見せてくれているのです。だから私は、自分の嫌な部分を見せてくれた相手に感謝するようにしています。

自分の全身を、頭のてっぺんから足のつま先まで、生で見ることはできません。顔やからだ全体を見るには、鏡に映った姿でしか見ることはできないのです。それと同様に、他人は鏡で、自分の中にある「悪」を演じて見せてくれているということです。つまり、悪役を買って出てくれているのです。

引き寄せの法則とも言いますが、自分に負（マイナス）のエネルギーがあるから、同じエネルギーを呼び寄せてしまう。宿便を溜めこんでいるのに、それを受け容れようとせず、「私はこんなふうに汚くない！　硬くない！」と拒否したり、逃げたりすると、時を変え、人を変え、場所を変えて同じような人が現れます。

これを解決するにはどうすればいいか。

負は負で落とすしかありません。負は負として自分の中に受け容れるのです。**「来てくれてありがとう。私の中に同じような汚いものがあったんだねと思いながら。**

「良薬口に苦し」とはよく言ったもので、嫌な人ほど、ヒール役な人ほど、苦いだけに、自分にもそんな部分があるとは認めたくないし、受け容れたくはありません。

でも、**それは良薬になるものなので、受け容れることが大切なのです。**これもまた自己受容です。

むしろ、嫌な人が現れたら、それはチャンスだと思ってください。

第3章

〈実践〉

初心者でも
カンタン誘導瞑想

天と地から引っ張られているような意識であぐらをかいて座り、手のひらは上に

第3章では、私がふだん瞑想会や講座などで実践している瞑想をいくつかご紹介していきます。とくに心構えなどはありませんが、少し気を遣っていただけるといいなと思うのが姿勢と呼吸です。

あぐらをかくか椅子に座って行う

基本はまず力を抜いて楽な姿勢であぐらをかいて座ります（椅子の上にあぐらをかいてもOKです）。首や肩の力は抜いて、気持ち良く背骨を伸ばしていくことが大切です。このとき意識してほしいのは、天と地に対して胴体が垂直になるように座ることです。

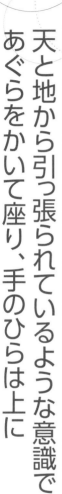

私の瞑想では、手はひざのあたりに、手のひらを上に向けて置いてもらいます。そのほうが呼吸もしやすく、エネルギーの循環もスムーズになります。

ちなみに私のオンライン講座での瞑想は、椅子に腰かけて、デスクのパソコンを見ながら行う方が多いです。椅子に座ったまま瞑想を行う際、ひざは直角になるようにして、両足の裏はしっかりと床につけていただくと良いと思います（37ページのイラスト参照）。

背骨をまっすぐ伸ばしていただきたいので、背もたれにはもたれず、浅く座っていただくとよいでしょう。腹筋が弱い方は正しい姿勢が辛かったりすることもあるかと思いますので、無理をせず、骨盤を立て、できるだけ背筋を伸ばすようにしましょう。背もたれとお尻の間にクッションなどを挟むと座りやすくなりますよ。

瞑想のポイント❷ 呼吸

瞑想で意識したいのは呼吸
吐くときは吸う息の2倍の長さで

瞑想を行う際、呼吸もなるべく意識してください。

自分の心と書いて「息」です。息は私たちの内側にある感情と密接につながっています。イライラしたり、興奮しているとき、私たちの呼吸は荒く、早くなります。呼吸が浅い人は自律神経やストレスを抱えていると言われ、逆に心が穏やかなとき、呼吸はゆったりと長くなっています。

つまり、**呼吸へ目を向けることで、自分の内側の状態を観ることができるというわけです。**

生きているかぎり、私たちは無意識で呼吸し続けます。身体機能の活動の中で一番身近なものであり、今まさにしていることです。その呼吸へ意識を向けることは、無意識の領域へとアクセスすることになり、集中することで心と体をつなげることができます。

息はゆっくりと吐く

呼吸は「呼気」、すなわち「吐く」（出す）が先です。その後が「吸気」（入れる）です。

これはとても大事なことです。私はこれを「出入口の法則」と言っています。「入り出口」とは言わないのと同じで、エネルギーはいつも「出す」が先です。たとえばエレベータでも電車でも、降りる人が出てから乗り込みますよね。それと同じです。

そして、吐く息は吸う息の2倍くらいの長さで、細く、長く、が基本です。多くの人はインプットばかりで、しっかり息を「吐く」というアウトプットができていないのです。これではエネルギーが滞ってしまいます。ゆっくり「息を吐く」ことを意識的に行ってみてください。

初心者には誘導瞑想がおすすめ　心をリラックスさせる効果も発揮

この章でご紹介するのは「誘導瞑想」と呼ばれるものです。「瞑想をやってみたいけれど、やり方がよくわからない」「自己流で瞑想してみたけれど、うまく集中できない」といった不安や戸惑いがある初心者におすすめの瞑想法です。

そもそも誘導瞑想とは、音楽や動画を活用して行う瞑想のことで、実際、私が講座やセミナーで行っているのは、この誘導瞑想です。ただし、〝誘導〟しているのは私自身の声です。私が誘導している音声をダウンロードできるので、ぜひ日々の瞑想に役立ててみてください（81ページ参照）。

私の声は瞑想のナビゲーターになります。私の言葉にしたがって進めていけばいいので、自分一人で瞑想するよりずっとカンタンにはじめられます。心も体もリラックスしながら集中できるので、より質の高い瞑想体験ができるでしょう。

私の瞑想をはじめて体験された方で寝落ちしてしまう人が多いのも、おそらく心をリラックスさせる効果がより発揮されているからだと思います。

ハイヤーセルフを自分の内側から引き出す

なお、瞑想の効果として、潜在的なもう1人の自分と触れることができると言われています。このもう1人の自分をハイヤーセルフ（高次の自己）と言いますが（ロウアーセルフ＝低次の自己もいますが、ここでは割愛します）、これはコンディションが最も良いときの自分と考えていいでしょう。ハイヤーセルフとつながることができれば、直感が冴え、ひじょうに高いパフォーマンスを発揮することができるとされます。

瞑想を行うことで気持ちが前向きになったり、モチベーションがアップするのは、このハイヤーセルフを自分の内側から引っ張り出すことができるからです。

今回、ご紹介する誘導瞑想は次の4種類です。

①ブレない自分になる「グラウンディング瞑想」(基本の瞑想)
②自分を洗浄してくれる「深海の瞑想」
③思考をゆるめ、バランスを整え柔軟になる「太陽の瞑想」
④本来の自分に還る「月の瞑想」

私の講座や瞑想会では、基本中の基本である①のグランディング瞑想に加え、その時々で参加される方々のエネルギーに合わせて、さまざまなイメージ瞑想を30分〜45分ほど行っています(ここで紹介する4種類の瞑想だけにとどまりません)。

たまに、グラウンディング瞑想の後、私は15分ほど何もしゃべらないときもあります。それは、私の誘導がないほうが、参加しているみなさんの浄化や癒しが進むと感じたときです。ただ黙ったまま、ひたすら呼吸を意識し続けていただきます。

上級者になればなるほど、言葉は少なくてすむようになっていきます。

瞑想後、参加者同士で思いを話したり、書き出すことで瞑想効果もアップ

私の講座では、瞑想が終わった後、「シェアリング」を行っています。これは受講生全員で、瞑想を通して感じたことや話したいことを口にし、互いに聴くというものです。講座での瞑想は、同じメンバーで月2回、トータルで12回ほど行うため、前回から今回までの間に感じたご自身の変化などもシェアしていただいています。参加者一人ひとりの成長も共有できるので、毎回、とても密度の濃い時間になっています。

そのときによりけりなのですが、たまに、まったく変化がないという方が、変に焦ったりしてしまうことがあります。でも、焦らなくていいのです。焦りのエネルギーはマイナスのエネルギーなので、そこに意識を向けてしまうと、さらにマイナスへと引っ張られてしまいます。それよりもまず焦っている自分をしっかり「感じる」こと

が大事ですよとお話ししています。

シェアリングの効用

瞑想後になぜシェアリングを行うかというと、他の人の成長を見ることで自分を知ることができるからです。成長途中の方（私も成長途中です、成長し続けています！）は、人の成功を素直に喜べなかったりすることもありますが、そんな自分をダメとしないで〝観る〟ことが大切です。

それを繰り返すことでさまざまな気づきが得られます。「人は人、自分は自分」なんだということ、そして結局は、みんな根っこで一つにつながっているのだ、ということが、頭ではなく心身で感じ取れるようになってきます。つまり、人もまた自分の一部なんだということがわかってくる。そうすると、じんわり人の成功も喜べるようになってきますし、いい循環が生まれ、分離ではなく、〝統合〟への理解が深まってくるのです（152ページで詳しくお話しします）。

書き出しワークでネガティブをポジティブへ変換

講座で誘導瞑想を経験していただいた受講生のみなさんには、自宅でも瞑想をしていただくことを宿題としてお願いしています。加えて、書き出しワークや書き換えワークも実践していただくようにお願いしています（第6章でみなさんにもチャレンジしていただきます）。

他人にかけられた言葉が、知らず知らずのうちに自分の中にすり込まれていることがあります。

小さい頃に両親や先生から言われたこと、毎日のように見せられていたこと、または何気なく見ているテレビやSNSからの情報などからすり込まれて、分厚い〝思い込み〟が自分の中に蓄積されてしまっていることがあります。

本当は「これが好き」「これで成功したい」、あるいは「こんなふうに生きていきたい」と思っていることがあり、それを公言しているのに、なかなかそちらへは行けずに焦ってしまいます。

なぜそうなってしまうのかというと、潜在意識には「成功したくない」が入っていたりするからです。そして、「成功したい」よりパーセンテージが高かったりするのです。この潜在意識の「成功したくない」を深掘りすると、

●成功したら、誹謗中傷にあう→それが怖い
●成功したら、自分の時間がなくなる→しんどい
●成功したら、家族や友人との時間がなくなる→嫌われる

こうしたネガティブなイメージへつながってしまっているんですね。

これらをポジティブなイメージへと書き換えていくのが「書き出しワーク」です。

講座で行う受講生のグループセッションは、回が進むにつれて、心の深い部分、ドロドロした部分がじんわり出てきたり、氷の塊のように硬くなっていた部分が溶かされ、忘れかけていたこと、自分の中で陰になってしまっていたことが、じわ〜っと出

てくるようになります。

さらに、そこに焦点をあてて自分が本当に望んでいることをあぶり出していくことが「書き出しワーク」でできるのです。

まさに、オセロの黒い石を一気に白い石に変換してしまうような威力が「書き出しワーク」にはあるわけです。

Column

集中力を高めるには音楽やアロマなどで環境を整える

瞑想は、ご自身が一番落ち着く場所で行ってください。ことさら何かを準備しようと思うとそれだけで疲れてしまうし、そのうち瞑想するのが面倒になってしまいかねません。もちろん、そういうことが苦にならない人で、かつ環境を整えたほうが集中できるという方は、ヒーリング音楽やアロマなどを利用して、環境を整えて実践してみてください。

なお、ご近所の物音や車の音、ペットの鳴き声などが気になることもあるかもしれません。けれど、そうした物音も「音（声）が聞こえるなぁ……」とそのまま受け容れ、呼吸とともに自分の中心を通って下から出す、外に出すようなイメージをしましょう。

誘導瞑想 1

ブレない自分になる〝グラウンディング瞑想〟(基本の瞑想)

～大地に根を張り、地球とつながり、軸を太くする瞑想

約14分

ここまで誘導での瞑想法について解説してきました。では、早速、実際に試してみましょう。ここからご紹介する誘導瞑想の音声は、下にアクセスするとダウンロードできます。

まずは、基本中の基本と言えるのがグラウンディング瞑想です。これは地球とつながるための瞑想です。地球につながらないと「循環」することはできないので、私の瞑想では最初に必ず行っています。

音声ダウンロードはこちらから
https://resast.jp/inquiry/NTY4YWIzYzk3N

※音源は収録時間の関係で、「はい、では、そろそろ～」と終了を告げる音声が流れますが、ご自身が十分と感じるまで、そのまま深く長い呼吸を続けてください。

では〜

心を落ち着けて〜、リラ〜ックス〜

基本の姿勢は〜

床にあぐらをかいて、もしくは椅子に腰かけて行います

天と地に対して

体の幹、胴体は垂直にまっすぐ

骨盤を立て

その上に胴体がスッとまっすぐ上に伸びている

その上に首がスッとのっていて

けん玉のように

その首の上に

まあるい頭が楽にスコンとのっかっている

そんな感じです

なるべく壁や背もたれに寄りかからない状態がベストですが
辛い場合は、足を崩してもいいですし
途中、凝っている部分や痛いところをさすったり
首、肩を、回したり伸ばしたりしてもかまいません

まずは〜
ご自身の中心を感じるようにして〜
ゆっくり呼吸を〜深〜く〜
吐く息は吸う息の2倍くらいの長さで〜
細〜く長〜く吐いていきましょう

眼球が揺れるように感じたり
なかなか集中できない
落ち着かないなぁ〜

という方は～
集中できない、落ち着かないなぁ～
と感じている自分がいるなぁ～
そう思っている自分がいるなぁ～
ダメとしないで、ざわざわしている自分を
そのまま受け容れ、感じ、観ます

そして
息も浅くて深く呼吸ができないなぁ～
だからダメとしないで～
できない自分がいるなぁ～
とそのままフラットに感じてみてください

そして

意識はご自身の中心に合わせる
ピント合わせする感じで
ご自身の中心を通って地球の重力でもって
自然にエネルギーが沈澱していくような様を感じ観る
何とな～くでいいです
しっかりイメージができなくてもいいです

そのまま等身大の自分を感じるようにして～
呼吸をゆったりと続けて
できるだけ深～く長～く
息を吐けるだけ吐いて～
吐ききったら、吸う

一気に吸っちゃわないで～

少～しずつ吸うような感じで
もうこれ以上吸いきれないというところまで吸ったら
1、2秒止めてから～　細～く長～く吐いていく感じ～

なかなかエネルギーが下へ下へと降りていかないと
感じている方もいらっしゃるかと思いますが～

それも受け容れながら～

ご自身の中の湖の水
舞い上がった泥土が沈澱していく様を想像する

ゆ～っくり、舞い上がった泥土が沈澱していきま～す

そして
ある程度、下のほうへと沈澱してきたかな〜
と思えたら、ここからグラウンディング瞑想へ入っていきます
まずは、ご自身のお尻のあたりに意識を集中〜
散らばってしまっていたであろうエネルギーを集めて、集めて
お尻の中心に意識を合わせます

そして
お尻の中心、尾てい骨の先端部分に
線香花火のチリチリをイメージしてみてください
その小さなチリチリをだんだん大きくしていって〜
小さな太陽を作ってみましょう

チリチリチリチリチリチリチリチリチリチリ……

最終的にテニスボールくらいの大きさになってきたかな～
と感じられたら
その太陽の中心から真下へ向かって
一本線をピ～っと伸ばし降ろしていきましょう

真下、真下、真下、真下、真下、真下、真下……

地面を突き抜け、マントルを突き抜け
地球の中心、核へとつながっていきま～す
グンッという感じで
しっかりつながったイメージ～ができたら～
心の中で「つながりました」と言えば

勝手につながります

この線のことを
「グラウンディングコード」と呼んでいますが
しばらく〜
このコードを伝って〜
ご自身の中に感じたエネルギー
良いも悪いもなく、ジャッジしないで
そのままの自分を感じて流す、感じて手放す

ぎゅっと握っていた手をほどいてゆるめて
やわらか〜くあったためて〜
下へ下へ〜〜
このコードを使えば使うほど

伝えば伝うほど～

だんだん自分の軸が太～く深～く

しっかりしてきます

グラウンディングが強化されてきます

現代人はとくに、このグラウンディングが弱っていますので

毎日行うことで、自分の軸がだんだんしっかりしてくると思います

はい、では、そろそろ～

ご自身のタイミングで～意識をこちらへ戻して～

ゆっくり目を開けて～ください～

瞑想を終えたら～

お水を飲んで～

浄化を促していきましょう～

誘導瞑想 2

自分を洗浄してくれる〝深海の瞑想〟

~潜在意識へつながり、はびこっている詰まりを洗い流す浄化の瞑想

約17分

深海の底へ降りていくイメージで潜在意識とつながり、滞っている詰まりを洗い流すことで自分との対話を深めていきます。

では~

心を落ち着けて~、リラ~ックス~

まずは~ご自身の中心を感じるようにして~

ゆっくり呼吸を~深~く~

吐く息は吸う息の2倍くらいの長さで〜
細〜く長〜くしていきましょう

なかなか集中できない
落ち着かないなぁ〜
という方は〜
集中できない、落ち着かないなぁ〜
と感じている自分がいるなぁ〜
そう思っている自分がいるなぁ〜
ダメとしないで、ざわざわしている自分を
そのまま受け容れ、感じ、観ます

そして
息も浅くて深く呼吸ができないなぁ〜

だからダメとしないで〜
できない自分がいるなぁ〜
とそのままフラットに感じてみてください

そして意識はご自身の中心に合わせる
ピント合わせをする感じで
ご自身の中心を通って地球の重力でもって
自然にエネルギーが沈澱していくような様を感じ観る

そのまま等身大の自分を感じるようにして〜
呼吸をゆったりと続けて
できるだけ深〜く長〜く息を吐けるだけ吐いて〜
吐ききったら、吸う

なかなかエネルギーが下へ下へと降りて行かない
と感じている方もいらっしゃるかと思いますが〜
それも受け容れながら〜

ご自身の中の湖の水、舞い上がった泥土が
沈澱していく様を想像する
ゆ〜っくり、舞い上がった泥土が沈澱していきま〜す

そして
ある程度、下のほうへと
沈澱してきたかな〜
と思えたら
まずは、ご自身のお尻のあたりに意識を集中〜
散らばってしまっていたであろうエネルギーを集めて、集めて

お尻の中心に意識を合わせます

そして
お尻の中心、尾てい骨の先端部分に
小さな太陽を作って〜
テニスボールくらいの大きさになってきたかな〜
と感じられたら
その太陽の中心から真下へ向かって
一本線をピ〜っと伸ばし降ろしていきましょう

真下、真下、真下、真下、真下、真下、真下……

地面を突き抜け、マントルを突き抜け
地球の中心、核へとつながっていきま〜す

グンッという感じで
しっかりつながったイメージ〜ができたら〜
心の中で「つながりました」と言えば
勝手につながります

しばらく〜このコードを伝って〜
ご自身の中に感じたエネルギー
良いも悪いもなく
ジャッジしないで、そのままの自分を
感じて流す、感じて流す〜
下へ下へ〜〜
ご自身の潜在意識へと
深海へと深〜く深〜〜く降りていってみましょう〜

水面の明るいところから深海の奥底へと深く降りていっても
あなたはずっと安全です

奥底へと降りていけばいくほど
光が届かなくなって暗くなってきます
このとき
怖い
キツい
苦しい
狭い
冷たい
見たくない
など
何か嫌な感覚があったりしますか？

あなたは今、どんな感覚があるでしょうか
何を感じていますか?

これ以上、降りたくない
目をギュッと閉じている
力が入っていた自分
を感じられた方は
そこで止まって
心の中で目を開けてみてください

実際に目を開けるのではなく
心の目を開けて観たとき
暗がりで目を開けたときのように
目を凝らしてしばらくすると

目が慣れてきて同じ暗さなのに
徐々に何か観えてきます

何が観えますか?
または
何が聴こえますか?

苦しくなったら
酸素ボンベを背負っていること忘れないでください
実は生まれたときからずっと酸素ボンベをしょっていますので
すかさず酸素を吸ってください

慌てている自分
焦っている自分

ダメ出しばかりしている自分
そういった自分に気づけたら
すかさず自分に感謝してみてください

感謝とは「感じて謝る」と書いて「感謝」です
自分を感じて
自分を後回しにしていた自分に
ごめんねと謝りましょう

息を深く吐きながら～
下へ～下へ～
感じて流す～

そして

そういった自分にゆるしを与えてみてください
それから、ありがとう、そ、愛してるよ〜
と自分に言ってあげましょう

そうしながら、ご自身の中に鬱屈していた
重たいエネルギーを深い呼吸とともに
グラウンディングコードを伝って流して
余計な力を抜いて〜
下へ下へと手放していきましょう〜
するといつの間にか、かろやかになって
水面に顔を出していた自分に気づくでしょう

はい、では、そろそろ〜
ご自身のタイミングで〜

意識をこちらへ戻して～

ゆっくり目を開けて～ください～

瞑想を終えたら～

お水を飲んで～

浄化を促していきましょう～

誘導瞑想 3

思考をゆるめ、バランスを整えて柔軟にする〝太陽の瞑想〟

～右脳と左脳のバランスをとり、エネルギーを調和させる瞑想

約17分

みぞおちのちょっと下のあたりに位置する太陽系神経叢《そう》を第3チャクラと言います。姿勢が悪い人はとくにこの第3チャクラがよどんでいることが多いです。

慢性的に疲れが溜まっていたり、息苦しさ、辛さ、キツさを感じている、はたまた物事がスムーズに行かなくてもどかしさを感じている方におすすめの瞑想です。

太陽の瞑想を行うことで、元気に、ラクになれます。

では～、心を落ち着けて～、リラ～ックス～
まずは～ご自身の中心を感じるようにして～
ゆっくり呼吸を～深～く～
吐く息は吸う息の2倍くらいの長さで～
細～く長～くしていきましょう

なかなか集中できない
落ち着かないなぁ～
という方は～
集中できない、落ち着かないなぁ～
と感じている自分がいるなぁ～
そう思っている自分がいるなぁ～
ダメとしないで、ざわざわしている自分を
そのまま受け容れ、感じ、観ます

そして
息も浅くて深く呼吸ができないなぁ〜
だからダメとしないで〜
できない自分がいるなぁ〜
とそのままフラットに感じてみてください

そして
意識はご自身の中心に合わせる
ピント合わせをする感じで
ご自身の中心を通って
地球の重力でもって
自然にエネルギーが沈澱していくような様を感じ観る
そのまま等身大の自分を感じるようにして〜
呼吸をゆったりと続けて

できるだけ深～く長～く息を吐けるだけ吐いて～
吐ききったら、吸う

なかなかエネルギーが下へ下へと降りていかない
と感じている方もおられるかと思いますが～
それも受け容れながら～
ご自身の中の湖の水
舞い上がった泥土が沈澱していく様を想像する
ゆ～っくり
舞い上がった泥土が沈澱していきま～す

そして
ある程度、下のほうへと沈澱してきたかな～
と思えたら

まずは、ご自身のお尻のあたりに意識を集中～
散らばってしまっていたであろうエネルギーを集めて、集めて
お尻の中心に意識を合わせます

そして
お尻の中心、尾てい骨の先端部分に
小さな太陽を作って～
テニスボールくらいの大きさになってきたかな～
と感じられたら、その太陽の中心から真下へ向かって
一本線をピ～っと伸ばし降ろしていきましょう

真下、真下、真下、真下、真下、真下、真下……

地面を突き抜け、マントルを突き抜け

地球の中心、核へとつながっていきま〜す
グンッという感じでしっかりつながったイメージ〜
ができたら〜
心の中で「つながりました」と言えば
勝手につながります

しばらく〜このコードを伝って〜
ご自身の中に感じたエネルギー
良いも悪いもなく
ジャッジしないで
そのままの自分を感じて流す、感じて流す〜
下へ下へ〜〜

呼吸に意識を置いたときに

ご自身の胴体のど真ん中
みぞおちのあたりに横隔膜がありますが
深く呼吸をするたびに
この横隔膜が上下運動を繰り返しているのを
感じられると思います
呼吸が浅いと感じにくいので、
また、この辺りに第3チャクラがあるのですが
姿勢が丸く曲がっていると
太陽神経叢とも言われているこのチャクラが
鬱屈し曇りがかって
新鮮な酸素供給ができず
エネルギー循環がうまくいかなくなります
すると、思考をつかさどるチャクラでもあるので

ネガティブ思考になりがち
バランスが偏り
疲れやマイナスエネルギーが詰まって
呼吸も浅く苦しくなり、どんどんよどんでいきます

ですので、このみぞおち部分に
太陽の光があたっているところを想像してみてください

固く冷たい氷山が
太陽の光で徐々に徐々に
溶かされていくところを想像してみてください

溶かされて下へ~下へ~
グラウンディングコードを伝って

下へ下へと流し手放していきましょう～

するといつの間にか息がしやすく
かろやかに感じている自分に気づくでしょう

はい、では、そろそろ～
ご自身のタイミングで～
意識をこちらへ戻して～
ゆっくり目を開けて～ください～

瞑想を終えたら～
お水を飲んで～
浄化を促していきましょう～

誘導瞑想 4

本来の自分に還る“月の瞑想”

〜感情を整え、内なる平和と安定が得られる瞑想

約14分

現代人は、感情をつかさどる第2チャクラ（おへその少し下）がとても弱い人が多いです。

ついイライラしてしまったり、他人の影響を受けやすく、自分軸がブレやすくて、いつも不安で落ち着かない。このような方が、本来の自分自身を取り戻して安心したいときに行うと効果のある瞑想です。

“月”は、感情とつながりがあり、月の満ち欠けは出産にも大きく影響するように、水や女性性もつかさどっています。

では～
心を落ち着けて～、リラ～ックス～

まずは～
ご自身の中心を感じるようにして～
ゆっくり呼吸を～深～く～
吐く息は吸う息の2倍くらいの長さで～
細～く長～くしていきましょう

なかなか集中できない
落ち着かないなぁ～という方は～
集中できない、落ち着かないなぁ～
と感じている自分がいるなぁ～
そう思っている自分がいるなぁ～

ダメとしないで
ざわざわしている自分をそのまま受け容れ、感じ、観ます

そして
息も浅くて深く呼吸ができないなぁ〜
だからダメとしないで〜
できない自分がいるなぁ〜
とそのままフラットに感じてみてください

そして
意識はご自身の中心に合わせる
ピント合わせする感じで
ご自身の中心を通って地球の重力でもって
自然にエネルギーが沈澱していくような様を感じ観る

そのまま等身大の自分を感じるようにして〜
呼吸をゆったりと続けて
できるだけ深〜く長〜く
息を吐けるだけ吐いて〜
吐ききったら、吸う

なかなかエネルギーが
下へ下へと降りていかないと感じている方も
おられるかと思いますが〜
それも受け容れながら〜
ご自身の中の湖の水
舞い上がった泥土が沈澱していく様を想像する

ゆ〜っくり、舞い上がった泥土が沈澱していきま〜す

そして、ある程度、下のほうへと沈澱してきたかな〜
と思えたら
まずは、ご自身のお尻のあたりに意識を集中〜
散らばってしまっていたであろうエネルギーを集めて、集めて
お尻の中心に意識を合わせます

そして、お尻の中心、尾てい骨の先端部分に
小さな太陽を作って〜
テニスボールくらいの大きさになってきたかな〜
と感じられたら
その太陽の中心から真下へ向かって
一本線をピ〜っと伸ばし降ろしていきましょう

真下、真下、真下、真下、真下、真下、真下……

地面を突き抜け
マントルを突き抜け
地球の中心、核へとつながっていきま～す
グンッという感じでしっかりつながったイメージ～ができたら～
心の中で「つながりました」と言えば
勝手につながります

しばらく～
このコードを伝って～
ご自身の中に感じたエネルギー
良いも悪いもなく
ジャッジしないで

そのままの自分を感じて流す、感じて流す～

下へ～下へ～～

おへそのちょっと下のあたりを意識してみてください～
この箇所は、「感情」をつかさどる第2チャクラにあたります

ふだん、些細なことでイライラしたり
人が気になる
結局、自分の感情に揺さぶられてしまう方は
この第2チャクラが汚れている
詰まっていることが多いので
この下腹部に意識をあてて
そのボコボコ、ザラザラしたエネルギーを
平らにならしていきましょう～

では〜イメージしてみてください〜
あなたは、お母さんのお腹の中
あたたかい羊水に浸《ひた》り包まれ
いつでも、安心、愛に満たされることができま〜す

が、月にも満ち欠けがあるように〜
私たち一人ひとりの中にも
欠けているように見える部分があるのです
その翳《かげ》って見えないところにも
意識をあててみましょう

その欠けているように見える部分
陰《かげ》になって見えない部分
を認め受け容れることで〜

だんだんと〜
内なる平和と安定を感じられるようになります
そして〜
感情が整っていき〜
周波数も徐々に上がっていきま〜す

はい、では、そろそろ〜
ご自身のタイミングで〜
意識をこちらへ戻して〜
ゆっくり目を開けて〜ください〜

瞑想を終えたら〜
お水を飲んで〜
浄化を促していきましょう〜

第4章

〈体験談〉

瞑想が睡眠を変えた！
人生を好転させた！

ケース1 鹿児島県　会社員　A・Hさん（47歳）

心配で眠れなかった日々も瞑想で自分と向き合うことで解消されました

コロナの影響でどん底にまで追い込まれて

2011年に東京から鹿児島県の屋久島へ移住しました。夫は島内で居酒屋とラーメン店を営んでいました。私は3人の子育てをしながら昼間はラーメン店のほうを手伝ったりして、そんなふうに家族で暮らしていました。

ところが、新型コロナウイルスや大雨災害、さらにスタッフ間でのトラブルなどが重なって、夫のお店は両方とも閉店に追い込まれました。

それによって暮らしは一変。日々の生活がままならないほど困窮しました。

お金の悩みがとにかく大きかったです。お金がないせいか人に会うのも怖くて。別に誰かに責められるわけではなかったのですが、何となく外に出たくなくふさぎこんでいました。うつの一歩手前ぐらいの状態だったと思います。

初めての瞑想が心地良く安心できた

本当にこれからどうやって生きていこうかと悩んでいるとき、若松えり子さんが行っている瞑想講座をSNSで見つけました。

実はもう10年以上前になりますが、タイ人のマッサージ師の方から瞑想を教えてもらったことがあったんです。そのときのことが何となく心に残っていて、いつか瞑想をやりたいという思いもありました。

えり子さんとは1度オンラインで面談をし、その際、誘導瞑想も体験させてもらいました。えり子さんの声によって私はすごく落ち着くことができました。

言葉にはなかなか言い表しづらいのですが、すごく内なる深いところへ入れたような気がして、不思議な安心感がありました。

とにかくえり子さんを信じてみよう。

そう思い、6カ月間の講座を受けることにしました。

オンラインで月1回の講座を受け、毎日、瞑想と書き出しワークを続けました。それまでそんなふうにノートに書くということをあまりしてこなかったのですが、「自分を信じる。自分の創造性を信じる」という言葉を何度も何度も繰り返し、書き出しました。とくに自己肯定感が低かったので、それ以外にも自分を励ますような言葉を書き続けました。

講座では毎回、私を含めて4、5名の方が参加していました。講座とは別に、えり子さんの瞑想会が月2回あったので、そちらにも参加していました。瞑想会は1回につき10名ほどが参加していましたが、私は人前で話すのが実は大の苦手で、講座を受けはじめたころは、えり子さんをはじめほかの受講者と目を合わそうともしなかったと思います。それでも徐々にうつっぽかった状態から脱していく自分を感じていました。何より講座の中で互いの思いを話したりする「シェアリング」の時間があるのですが、そこでみなさんからすごく勇気づけられることも多くて、どんどん自分のことを話せるようにもなっていきました。

朝と夜寝る前に瞑想をしてよく眠れるように

えり子さんの声は実に心地良く、聴いているだけで眠くなってしまいます。実際、講座の中で誘導瞑想があるのですが、すぐに寝てしまって記憶がないことが何度かありました。

講座を受けるようになって瞑想を日常的に行うようになりました。朝15分、就寝前に30分～1時間です。

受講前は常に頭でごちゃごちゃ考えていることや、頭から離れない心配事が多々あって、ずっと眠れない日々が続いていました。ところが、えり子さんの誘導瞑想の録音を聴きながら行うようになってから、信じられないほど深く、ぐっすり眠れるようになったんです。夜中に目が覚めることもありません。おそらく脳がクリアになってすっきりするからだと思います。

えり子さんはよく「瞑想をしながら考えごとをしてもいい」と言います。頭を空っぽにしなければ、と無理に思う必要がないんです。だから余計に心がリラックスして瞑想に集中しやすいんだと思います。

今も朝と夜に瞑想をしていますが、えり子さんの声の録音を聴かなくても自分のタイミングで瞑想ができるようになりました。朝と夜以外でも時々、自分のペースで瞑想をしています。

よく講座でえり子さんがおっしゃっていた「トイレに入ったとき、1分でもいいので深く深呼吸する、〝ながら瞑想〟をしてください」というのも実践しています。下へ下へと自分の意識が降りていくイメージで。それをすると心なしか頭がすっきりするんです。

瞑想でマインドセットして不眠もつらいことも乗り越える

講座を受けて、自分でも瞑想や書き出しワークをするようになってから、「自分を認め受け容れる」という意味が腑に落ちました。それから現実も少しずつ変わっていきました。何だか良い方向へ進みはじめた気がします。

夫は鹿児島市に新たにお店を出すことができ、私も就職先が決まり、今はそこで正社員として働いています。長女が鹿児島市内の高校へ通っているので、夫と長女は鹿児島で生活、下の11歳と8歳の息子2人と私は屋久島で、という二重生活ですが、生活も安定し、家族の関係も良好です。

私にとって瞑想は、自分が自分でいるためにマインドリセットする手段であり、自分と向き合う時間になっています。

瞑想というマインドリセット術を手に入れたことによって、朝までぐっすり眠れるようになり、多少辛いことがあっても乗り越えていけそうな自分になれた気がします。

ケース2 東京都　会社員　M・Hさん（男性53歳）

眠れなかった日々がうそのよう誘導瞑想で熟睡できるようになりました

眠れなくても睡眠導入剤には抵抗感があった

数年前、仕事で大きなトラブルがあり、眠れなくなってしまいました。ようやく眠れたと思っても、3時間でパッと目が覚めてしまいます。いったん目が覚めると、どうやっても眠れません。しかも、寝ている間もずっと仕事のことを考えている感じで熟睡できないのです。そんな状態が2、3カ月も続いていました。

先輩に相談すると、実は先輩自身、睡眠障害でもう何十年もクリニックで睡眠導入剤を処方してもらっていると話してくれました。「これ（薬）がないと、もう眠れないよ」と明るく笑っていました。そして、「眠れないのは辛いよね、良い先生を紹介してあげるよ」と自身が通うクリニックを紹介してくれました。

医師にこちらの症状を伝えると、2週間分の睡眠導入剤を処方してくれました。けれど、あまり効きませんでした。なかなか寝つけず、やはり3時間で目が覚めてしまう。その状況は改善されませんでした。

2回目の受診で医師にそう伝えると、「一番弱い薬だったからね。今度はもう少し強い薬にしてみましょう」と言われました。

新しい薬を服用しても寝つけません。夜中の2時か3時くらいになって、ようやく眠れるという感じでした。しかし、今度は朝になってもずっと眠くて眠くてたまりません。頭がぼうっとしていて、あたかも自分の外側に一枚のベールがひかれているようでした。家族から話しかけられても、それを理解するのに時間がかかります。頭も体も目覚めていないので、朝食を食べるもの気持ちが悪く、ぼんやりしながら電車に乗って出勤するありさまです。

新しい薬は効いたといえば効いたのですが、「よく寝た」という爽快感はまったく感じられません。さらに困ったのは、おかしな時間に、急に睡魔が襲ってくることです。たとえば昼食後の15時くらいに、机の上でガクッと意識を失うくらい、急激な睡魔がやってくるのです。

「これはおかしい……」。クリニックを受診して症状を訴えましたが、医師は、「体がまだ薬に慣れていないだけです。もうしばらくしたら体が薬に適応しますから、心配いりません」と言います。

体がこんなにおかしいのに、本当に心配ないのだろうか。体が薬に適応するとは、どういうことなんだろうか……。

睡眠導入剤は、脳の血管を収縮させると聞きます。真偽のほどはわかりませんが、長い間には脳が委縮するという記事を読んだこともあります。体が薬に順応して、先輩のように、薬なしでは生活できないような状態になるのが良いことなのか――。

迷いましたが、薬を飲んでも爽快な睡眠が得られないなら、いっそのこと眠れなくてもいい、それより、自分が薬に慣れてしまうほうが怖いと思い、それきり服用するのをやめました。

幸い、このときは数カ月後に抱えていたトラブルが解決したこともあって、徐々に眠れるようになりました。

薬に頼らなくても改善できる方法を模索

しかし、それ以降も仕事が忙しくなるたびに3時間程度の睡眠しかとれなくなってしまいました。しょっちゅう薬に頼らずに眠れる方法はないだろうかと探して、瞑想がいいかもと何となく思い、瞑想の本を読んだり、YouTubeで瞑想の音楽を聴きながら自己流で行ったりしました。でも、どれも全然効果が出ません。

瞑想の本などに書かれているように、まずは呼吸に意識を向けようとするのですが、次々に雑念が出てきて集中できないのです。

瞑想を実践的に学ぼうと、ある団体の道場を訪ねたこともあります。でも、そこは瞑想の道場というより宗教の施設で、まだ入会するとも言っていないのに、「いくらお布施を出せるか」を話題にされました。もちろん、二度と行きませんでした。

宗教とは関係なく、きちんとした瞑想を教えてくれるところがないかと考えていたところ、知人がえり子さんを紹介してくれました。

誘導瞑想でその場で寝落ちしてしまう

「まずは体験してみてはいかがでしょうか」とすすめられ、えり子さんの瞑想の体験講座をオンラインで受けさせてもらいました。そのときの誘導瞑想は「深海の瞑想」というものでした。

自分が深い海の底に潜っていくとイメージしながら、深い呼吸を繰り返し、心の中のストレスなどを呼吸とともに体外に吐き出していくのです。

えり子さんの声を聞きながら深呼吸を繰り返すうちに、あくびが出てきました。脳の芯がとろ~んとしてきて、いい気持ちです。心地良い眠気に襲われながら、「初対面なのに、途中で寝たら失礼だ」と思いました。そのくらい、抗《あらが》い難い睡魔に襲われました。

瞑想の時間は30分くらいだったでしょうか。えり子さんの誘導が終わり、目を開けるように言われましたが、「このままもっと続けていたい」と思いました。

目を開けると、他の受講生たちの顔も見えました。オンラインの画面の中に、もう一人、何度も小さなあくびをしている女性がいました。きっと彼女も眠くてたまらなかったのだと思います。

その日は午前中だけ休暇をとって体験講座を受講したので、午後は出社する予定でした。しかし、どうにもこらえられないほどの眠気に負けて、会社には「用事がまだ終わらない」と電話して、そのまま休むことにし、たっぷり昼寝をしてしまいました。ぐっすり熟睡して夕方目覚めたときの、あの何とも清々しく爽快な気分は忘れられません。

えり子さんの誘導瞑想は、とても効きます。私にとっての「効く」というのは、眠れるということです。夜、録音のえり子さんの声を聞きながら瞑想をすると、本当によく眠れます。えり子さんのやわらかい声が魅力的で、今日も安眠へと導いてくれます。

ケース3 沖縄県 お家サロン主宰 M・Cさん（60歳）

瞑想3週間で怒りの感情が薄らぐのを実感 朝の瞑想で昼間はフル稼働、夜は熟睡人生に

地に足の着いたスピリチュアルという言葉に惹かれて

父がユタ（沖縄県や鹿児島奄美群島でシャーマンを指す）というのもあって、幼い頃からスピリチュアルなものに興味があり、これまでにいくつものスピリチュアル関連のセミナーや講座を受けてきました。しかし、けっこう高額な受講料を支払ったわりには納得のいくような現状変化を得ることができず、これ以上、受けても役には立たないなと思うものばかりでした。

そんな経験もあり、その後もお金が足りないとか、人間関係で嫌な人に出会ったりとか、そういうことで苦しんだり悩んだりすることは何度かありましたが、スピリチ

ュアル関連の講座などを受けても何の解決にもならない。何よりお金を無駄にするだけと思って、しばらくそういったセミナーや講座から遠ざかっていました。

ただ、SNSで流れてきたえり子さんが瞑想する姿には目がとまりました。いつもならスルーするのですが、なぜかすごく気になって、そこで紹介されていたメルマガを無料購読することにしました。確か「地に足の着いたスピリチュアルを実践」と書かれていました。現実に活かせるスピリチュアルがあるんだと、ちょっとワクワクしたのを覚えています。

早速、講座の説明会に参加し、えり子さんの話を聞きました。今まで私がやってきた瞑想は、「瞑想中に考えごとはダメ」「無にならなきゃいけない」といったたぐいのものが多かったのですが、えり子さんの瞑想は考えごとをしてもいいんですよね。「そういう自分を受け容れていけばいい」と言われたことにまず驚きました。「すごい、これならできる」と思いました。何よりえり子さんに何か強さと、〝ブレない自分〟みたいなものを感じ、「（セミナーや講座を受けるのは）本当にこれが最後」と思って受講することにしました。

1回目の講座でひどく傷ついた。けれど……

最初の講座をオンラインで受けたときです。実は私は過去に2回、がんを経験しています。その1つが目のがんだったので、片目が義眼なんです。そのことをすごく気にしているのですが、その日の参加者の前で正直に話しました。するとえり子さんが「それはあなたの個性ですね」と言ったんです。その言葉にカチンときました。「高い受講料を払っているのになぜこんな傷つくようなことを言われなくてはいけないの!?」とえり子さんへの怒りが沸々と湧いてきました。

悔しさもあったのですが、「毎日とにかく瞑想してください」という宿題だけはちゃんとやってやろうと思い、1カ月間、瞑想を続けました。

最初は、瞑想しながらいろんな感情が出てきました。もちろん、えり子さんへの怒りや、なぜこの講座に申し込んでしまったんだろうという後悔も出てきました。でも、それらをそっくりそのまま「怒りがおさまらない自分がいるなあ、後悔する自分がいるなあ」と全部受け取るように瞑想を行っていたら、3週間目に入った頃、それまでは瞑想の20分ほどの間にいろいろな感情が数え切れないほど浮かび上がってきていたのが、極端に減ったんです。

なぜ減ったのか、次の講座の際、質問しようと思っていたら他の受講生がまったく同じ質問をしたのです。えり子さんは「うまくいっていますね」と答えました。それを聞いて、「そっか、私も瞑想がちゃんとできていたんだ」とうれしくなりました。

病気に対する考え方が「否定」から「肯定」に変化

それからも瞑想を毎日続けました。そのうち冷静に自己分析できるようになり、病気のことも「否定」から「肯定」へと変化。堂々と人に話せるようになっていきました。「どんな私でも大丈夫」と受け容れられるようになったからだと思います。

受講して2カ月が経った頃から、大きな憑《つ》きものがとれたように大きな変化が訪れました。

私は自宅の一室をサロンにしてアロママッサージと温活の仕事をしているのですが、

部屋が狭く数年前からずっと引越したいと思っていました。ただ、家賃を払うのも苦しかったので、なかなか行動に移せませんでした。

しかし、瞑想を続けていくうちにもっと広いところでサロンをやりたいと強く思うようになりました。そこで本気で探してみようとネットで物件を検索したところ、バッチリ私の願い通りで、すごく素敵なマンションのお部屋が見つかったんです。ベランダから海が見えて夕日も眺められます。家賃はそれまで住んでいたところよりもかなり高かったのですが、「ここに私のサロンができる!」という喜びのほうが大きく、何の恐怖心もありませんでした。自分でもそれが不思議でした。

6カ月目の最後の講座でのことです。えり子さんが、ある受講生の方と揉めた講座の映像を見せてくれました。えり子さんは諭《さと》す感じで話しているだけなのに、その方は何度も同じことを言われて怒りが頂点に達してしまったのでしょう。プチンとオンラインを切ってしまいました。

その様子を見ながら「彼女は6カ月前の私だ」と思いました。えり子さんへの怒りも瞑想のおかげで消化し、すっかり忘れてしまっていたのですが、その頃の自分の感情を最後の最後に思い出したわけです。

「瞑想を毎日やってください」と言われたことをどう受けとめて、どう処理していくかで本当に道が分かれていくんだなと。言われたことを素直に受け容れてやってみることって意外に大切なんだなと痛感しました。

昼間に眠くならなくなった

今、新しい自宅でサロンを営んでいます。最近、私が病気したから来てくださるお客様もいるんだなと思い、病気に感謝できるようになりました。

やはり私と同様、乳がんを患い、全摘出手術をされたお客様がいます。私は部分切除ですんでいるのですが、同じ乳がん経験者ということもあって、「Cさんの前なら恥ずかしがることなく、マッサージをしてもらえる」と足繁く通ってくださっています。

ほかにもそんなふうにおっしゃってくださるお客様が何人かいます。それだけでも自分が病気を患った意味があったのかなと受けとめることができます。

私はだいたい朝起きてから20分ほど瞑想をしています。

以前はまったく自分を受け容れることができず、常に頭の中には不安だったり、心配事だったり、あるいは人への怒りなどが充満していたのもあり、睡眠がすごく浅かったんです。

しかし、朝瞑想を始めてから、ぐっすり眠れるようになりました。睡眠は、以前よりも驚くほど断然深まっています。

なぜそう感じるのかというと、昼間の爽快感が全然違うからです。以前は昼間でもずっとウトウトしてしまうこともよくありました。それが朝の瞑想をはじめてからは、そういったことは一切なくなりました。

朝の瞑想はいいですよ。気づきが降りてきます。もちろん、いまだに変なプライドを貫いてしまったり、人に対して怒ったりすることもあります。とくに私は子どもが

4人（上から男、女、女、女）いて、子どもたちと衝突することもあるんです。上の3人は結婚して独立しており、私には孫もいるのですが、子育てのことでアドバイスしているつもりがケンカになったりすることもあります。それでも、瞑想のときには「60歳にもなってどうでもいいプライドで娘たちとぶつかる私って、可愛いところあるじゃん」とプラスに受けとめて楽しんでいます。

瞑想は自分の内側と向き合い、物事を俯瞰して眺めることで、気づきを得ることができます。これからもずっと瞑想を続けていくつもりです。

ケース4 北海道 アロマセラピスト 花さん（仮名・45歳）

瞑想によって自分の人生を受け容れられた 就寝前の瞑想で、脳を先に休ませて熟睡

母との確執もずっと自分のせいだと思っていた

とにかく私が悪い、私のせいでつらい出来事ばかり起きているのだと無意識に罪悪感というか、自分を責めるような考え方が常にベースにありました。

それは育った環境によるものでした。幼少期に父が借金を残していなくなり、母と兄の3人で暮らしていましたが、家庭環境はぐちゃぐちゃ。まったくもって機能不全の家庭でした。「あんたみたいな子がいるから私は再婚もできない」と言われることもありました。そのたびに「私がいるから母に苦労をさせているんだ」と自分を責めることも多かったです。といはいえ、子どもの頃は世間一般の家庭を知らなかったの

で、自分の家庭が変だとも思わず、気づかず、これがふつうだと思っていました。
18歳で実家を離れ、働くようになっていろいろな社会に触れたり、さまざまな人と出会う中で、自分の家族はちょっとおかしかったということに気づきました。でも、そもそもの基準がわかりません。頼れる人もいなかったので、何が正解なのかその答え合わせができないまま月日は経っていきました。

私が30代後半に入ったころ、母の具合が悪くなり、介護が必要になりました。わかり合えないまま20年近くが過ぎていたので、「この人はいったいどんな人だったのか」を知りたいという思いもあって、当時は実家を離れて暮らしていたのですが、生活基盤をすべて引き払って実家に戻り、母の介護をすることにしました。

私としては、後悔のないよう一度母ときちんと向き合おうという思いで4年ほど介護をしました。でも、20年近く離れていたという溝は大きかったようで埋められず。母にもあったかもしれない苦悩を私は知らないので、まったく心を通わせることもなく、ぎくしゃくしたまま母は他界しました。

家族がうまくいかなかったこと、母との確執を埋められなかったこと、それ以外にもいろいろな問題が起きてしまったことなど、すべて私のせいだと思っていました。

答えを求めていたら瞑想に気持ちが向かった

母が亡くなって実家を片づけました。台風が去った後のような、気がついたら身ぐるみはがされて何もなかったというような感覚がしばらくありました。

私が母の介護をはじめてから何度か兄も兄なりの正義で私たちを助けてくれようとしました。ただ、離れて暮らしているのもあって、私と母の日常での泥仕合を見ていませんん。そのせいか、求めているものとは違う、ピントのはずれた親切を押し売りされているような気がして辛かった。それもあってか、母の死後、疎遠になりました。

座禅とか瞑想に関心がいくようになったのは母が亡くなる少し前でした。無意識ではあったのですが、感覚的に何となく、そろそろ自分に向き合わなければ、というのがあったんでしょう。まずは近くのお寺の座禅会へ行こうと考えていたのですが、その直後に母が亡くなってしまったのでそれどころではなくなり、結局、座禅には行かないままになってしまいました。

ただ、ベクトルはやはりそういったものに向いていたようです。SNSでえり子さんの瞑想講座の広告を見つけて、まずはメルマガ購読を申し込みました。

その後、えり子さんと面談できるオンライン説明会があったので参加しました。ぜひ瞑想の講座を受けたいと思ったのですが、母の葬儀でお金を使い果たしたのもあり、申し込むかどうかかなり悩みました。

どうするか決められないまま、「講座を受けるという選択が間違いでなければ、サインをください」と思いながら歩いていたところ、アウディのマークが目に飛び込んできました。◯が4つ並んでいます。でも、もう少し明確なサインがほしい、そう思って歩き続けたら今度は理髪店の看板にあった「OK」の文字が！

ふだんは慎重に行動するタイプなのですが、えり子さんの講座はそんなふうに意図せず、何者かに背中を押されたような感覚があったので、これはやってみるしかないと思い、すぐに申し込みました。

私は悪くない、とはじめて自分を受容できた

月1回の講座を受けてから、自宅でも瞑想をするようになりました。最初のうちはまったく集中できません。頭の中にあるいろいろな思考が次々浮かんでくるし、気づいたら自分を責めていたり。でも、回を重ねるうちにだんだんコツがつかめてきたのか、わりと自然に集中できるようになっていきました。

えり子さんの瞑想のいいところは、「考えちゃダメ」とやらなくてもいいところ。そういうマイナス寄りの感情すらも俯瞰して観察するよう促してくれます。「思考がだんだん、下へ～下へと下がっていく」とよくおっしゃいます。「重力で自然にすべて下がって沈殿していくのを待つといった感じを大切にして」ということもよく言われました。

教えにしたがって自宅で瞑想を繰り返し、書き出しワークも行いました。また、講座では一緒に受けている人たちとお互いの話を聞き合ったりする「シェアリング」の時間があるのですが、そこで私も自分のことを話したりしました。

といっても実は、最初はまったく話せませんでした。自己開示できなかったんです。それが徐々に徐々にできるようになり、みんなで自分の気持ちをシェアするように、素直に話せるようになっていきました。

「話す」は「放つ」。これもえり子さんの言葉ですが、まさにその通りで言葉にすることで私も自分を解放する術を身につけていったように思います。

そんなことの積み重ねで自分を認め受け容れ、ゆるしていくことが功を奏したのでしょう。自宅で書き出しワークをしていたとき、突然、稲妻が走り、雷が落ちるかのように、「私は悪くなかったんだ」ということがはじめて腑に落ちた瞬間があったんです。よく裁判の判決を受けた直後、「えん罪」という紙を持って走って出てくる人がいるじゃないですか。まさに、その人が私の前に突如現れて「えん罪です、えん罪」と言ってくれたような感じです。私にとっては衝撃でした。ようやく自分を責める気持ちから解放された瞬間でした。

睡眠よりも深い休息になっている瞑想

自分のことを認め、受け容れ、母も母なりに辛い中、一生懸命生きてきたんだと受け容れることができたことで、随分、生きることがラクになりました。

とはいえ、私も旅の途中。たまに母に対する怒りというか、複雑な感情がこみ上げてくることがあります。

でも、「また、母を思い出して怒る自分がいるなあ」と思いながら瞑想することで、気持ちを整えることができるようになりました。

辛いことの多かった人生ですが、眠れなくて困ったことはそんなにありません。というか、そんなに睡眠の質にまで考えが及んでいなかったのかもしれません。実際、夜寝る前に瞑想をすると、体よりも一足先に脳が休まる感覚があるからです。これもえり子さんから学んだことですが、「瞑想は脳の休憩」なんですよね。瞑想そのものが脳にとっては、睡眠よりも深い休息になっているような気がします。まるで脳が「瞑想をしていたら眠くなったので、一足お先に休ませていただきますね」と言って先に寝入ってしまい、それから体が眠りに入る、そんなイメージです。

それと私は猫を飼っているのですが、夜中に猫が騒いで眠れないことがたまにあります。そんなときは無理に寝ないことにしています。あえて電気をつけてその場で瞑想するんです。「あれ、静かになったな」と気づくと隣で猫が寝入っています。瞑想すると猫にとっても心地良いものが伝わるんでしょうね。静かになったところで私もそのまま眠りについています。

Column

エネルギーの出入口、7つのチャクラ

チャクラとは、体に流れるエネルギーの通り道に設けられた出入口のこと。パワーゾーンとも言われています。人間の体には7つのチャクラがあり、場所は次の通りです。

第1チャクラは尾てい骨のあたり。第2チャクラはおへその下、仙骨あたり。第3チャクラはみぞおちの少し下あたり。第4チャクラは胸、心臓のあたり。第5チャクラは喉のあたり。第6チャクラは眉間のあたり。第7チャクラは頭の上あたりになります。

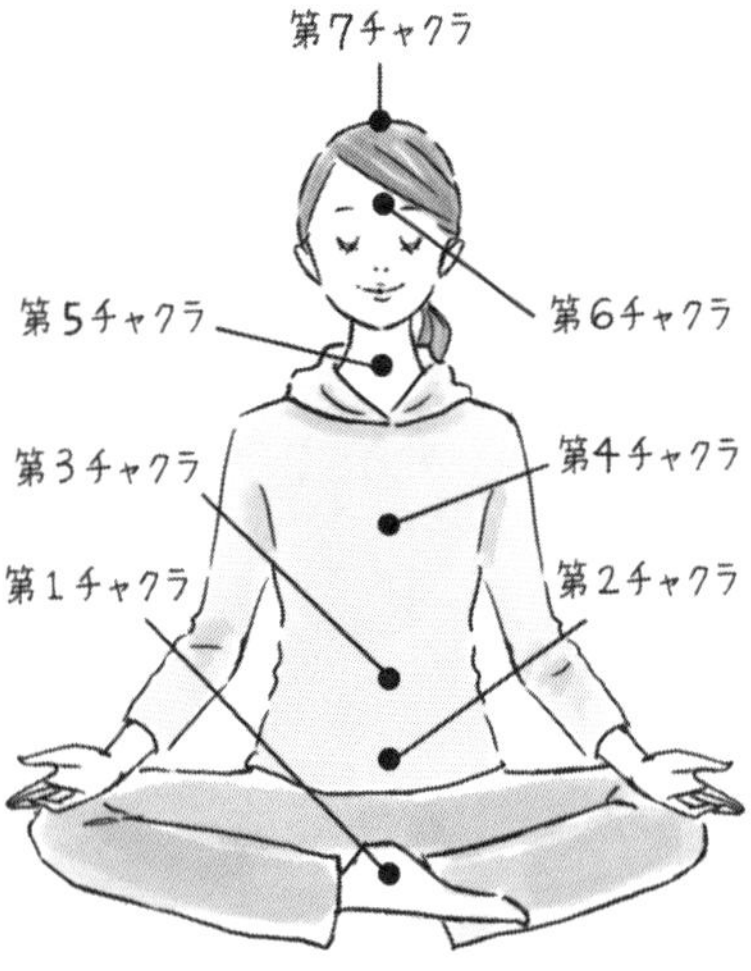

第7チャクラ
第6チャクラ
第5チャクラ
第4チャクラ
第3チャクラ
第2チャクラ
第1チャクラ

第5章

エネルギーの循環を良くする毎日の習慣

「統合の意識」を大事にして生きる

私がよくお話しすることの一つに「統合の意識」があります。
次の4つのプロセスによって行う意識改革のようなものです。

1　自分を解放する
2　自分にゆるしを与える
3「私は○○だろうがなかろうが、もともと幸せです」と、マイナス思考からくる疑念と、自分自身の幸福を統合する
4　心のデコボコをならし、更地にする

「統合の意識」とは内なる平和、つまり、心が穏やかで平穏であることです。ストレ

スや不安、怒りなどで心の中にデコボコしたところがない、フラットで、ニュートラルな状態、本来の自分に戻る、自分自身の中心にいると実感する作業です。

これも瞑想を通して行うことをおすすめしています。

1 自分を解放する

たとえば、大きな卵の中で自分が瞑想をしているようなイメージをしてみてください。

後ろに偏っていたり、前のめりになっていたり、左右いずれかに傾いていたりしませんか？　そんな自分を感じつつ、ふだんから「こうでなければならない」「ああしなくちゃいけない」と思いがちな自分が浮かび上がってくるかもしれません。それを否定せず、「ついついそんなふうに思ってしまう自分がいるなぁ〜」と見つめて、受け容れましょう。

そして、「〇〇でなければならない」という思い込みを手放し、自分を解放します。

2 自分にゆるしを与える

瞑想は自分を「ゆるす」最高のトレーニングです。「○○でなければならない」と思っている自分に対し、「そんなこと、やらなくてもいいいんだよ」と、ゆるしを与えます。この「受け容れて、ゆるす」という作業は、かなり難しいものです。もしかすると私たちは、自分に「ゆるし」を与えるために生まれてきたのかもしれないと思うほど、永遠の課題のようにも思えます。

他人を、相手を「ゆるせない」ときは、自分自身もまた「ゆるせていない」ものです。自分自身を「ゆるす」ことができたとき、はじめて他人も相手も「ゆるす」ことができてラクになれるのです。

自分をゆるすことができたら、次のステップに進めます。

3 マイナス思考からくる疑念と自分の幸せを統合する

自分を「ゆるす」ことができたら、次は「意識の統合」です。「○○であろうがなかろうが、私はもともと幸せです」と言ってみてください。

「私はもともと幸せです」と実際に言ってみると、どう考えても幸せとは思えない状況や卑屈な思いが浮かんできて、「いや」「でも」「だって」といった、自分に対する疑念や自己否定、言い訳など、さまざまなマイナス感情が湧いてきたりします。「内なる平和」とは、ほど遠い自分がいて、イヤになったり面倒くさくなったりするでしょう。

けれど、決して自分を見捨てたりあきらめたりせず、自分に寄り添って、ただただそうした自分を感じてみてください。

これができたら4の段階に入ります。

4 心のデコボコを更地にする

心を地面にたとえてお話しします。

たとえば誰かから何かを言われたり、自分を自分で責めたりして、盛り上がったり穴が空いたりしてデコボコになった心の地面を、トンボ（球児がグランドをならす道具）を使って、平たくならしていくような作業を、私は〝心を更地にする〟と表現します。

ボコボコしていた地面をフラットに整えていけば、本来の穏やかな自分を取り戻せます。そのうえで、自分だったらその〝更地〟にどんな〝家〟、つまり〝自分、もしくはこれからの自分〟を建てたいか、ちょっと想像してみてください。


以前、私の講座の受講生にこんな方がいました。

これまでの人生で何千万円と稼いでこられた整体師さんなのですが、同じことを続ける生活がつまらなくなってしまったとのことで、自分がワクワクする気持ちを信じることにして、一度すべてを手放すことにしたそうです。

奥様とは何年も前に離婚されており、2人のお子様の養育費も払い終わったタイミングだったこともあり、本当の自分の人生を生きてみたいという思いもあったとか。

経営していた店舗だけでなく、顧客リストもすべて手放してしまったそうですが、その笑顔には一点の曇りもなく、とてもスッキリと晴れやかなお顔をされていました。

「これからが楽しみでしかたがない」といった清々しさがありました。

まさに自分を解放し、ゆるし、統合して更地にする、といった「統合の意識」を実践された方です。そこまでするのはさすがに勇気のいることですが、それまでの経験と、自分自身を信じることができたからこそ、そうした行動に出ることができたのだと思います。

とかく人は自分に自信がないから、誰かにすがったり、依存したり、はたまた宗教にのめりこんだり、あるいは「自分はこんなに努力をしているのに、どうして何もしてくれないんだ」と人を責めたりしがちです。

でも、この整体師さんのように、自分の「外側」ではなく、自分の「内側」を観ることができれば、自分を信じることができるのです。

なお、この実践に関しては第6章でワークとして詳しく紹介しますので、チャレンジしてみてください。あなたが抱えている課題を解決する糸口がつかめると思います。

日常に取り入れたい「ながら瞑想」

瞑想という言葉を聞いただけで、「集中するのが苦手」「何だか難しそう」と思ってしまっていませんか。

しかし、そんなことはありません。まったく構えなくても大丈夫です。

そもそも瞑想は脳の疲れをとるものです。あまりかたちや世間的な流儀にとらわれないでください。ほんの1分でもできます。ゆっくりと呼吸をして、自分自身が心底心地良いと思うことが一番大事です。

ちょっとした時間でできる「ながら瞑想」

自分の好きなことや何か単純作業に夢中になっていると、時間を忘れていて「あれ、もうこんな時間!?」と驚いた経験はないでしょうか。一つのことに集中すると五感が刺激され、ミッドアルファ波の状態になりやすくなります。

脳波がミッドアルファ波になっているということは、脳が非常にクリアになっているということです。

自分がそうした状態になっていると気づいたら、ゆっくりと呼吸をしてみましょう。吐く息は、吸う息の2倍の長さを心がけてください。これでもう立派な瞑想です。

そこまで集中していなくても、ちょっとした隙間時間に、ただ目を閉じてゆったりと呼吸をするだけでかまいません。それを〝何かのついで〟にやってみてください。心の凝りがほぐれ、疲れもとれて、睡眠の質も向上するはずです。

このように脳が気持ち良く集中している状態で行う瞑想や、何かのついでに行う瞑想を、私は「ながら瞑想」と呼んでいます。

「日中は忙しくて瞑想する時間なんてない」と思っている方は、これから紹介する「ながら瞑想」を、どれか一つでも結構ですから日常生活に取り入れてみてください。

◎トイレで

誰でも1日に1回はトイレの便座に座りますよね？　座って用を足したら、目を瞑《つむ》って3回深呼吸するだけ。これで「ながら瞑想」完了です。

◎入浴中に

入浴時、湯船に浸かったら3分〜5分間、目を瞑ってみてください。ただし、寝入ってしまうと健康によくないので、のんびり肩まで湯船に浸かりながら、その日のうれしかった出来事などを思い浮かべてみましょう。

◎空を見ながら

何気なく空や空間に目を向けボーッとしているとき、誰かに話しかけられているのに気づかなくて、何回か呼ばれてはじめて「えっ!?」と気づいたことはありませんか。

こうした状態でいるときも、自然に瞑想していたことになります。

◎散歩（ウォーキング）

「歩く」という動作は足を交互に出すという同じ動きを繰り返すので、脳がすっきり整理されます。また、歩行瞑想という言葉がある通り、歩くことに徹底的に集中することで、妄想や煩悩から解放されていきます。

散歩は「ながら瞑想」の中でも、とくにおすすめです。「歩く」ことは健康にも良いので一石二鳥です。

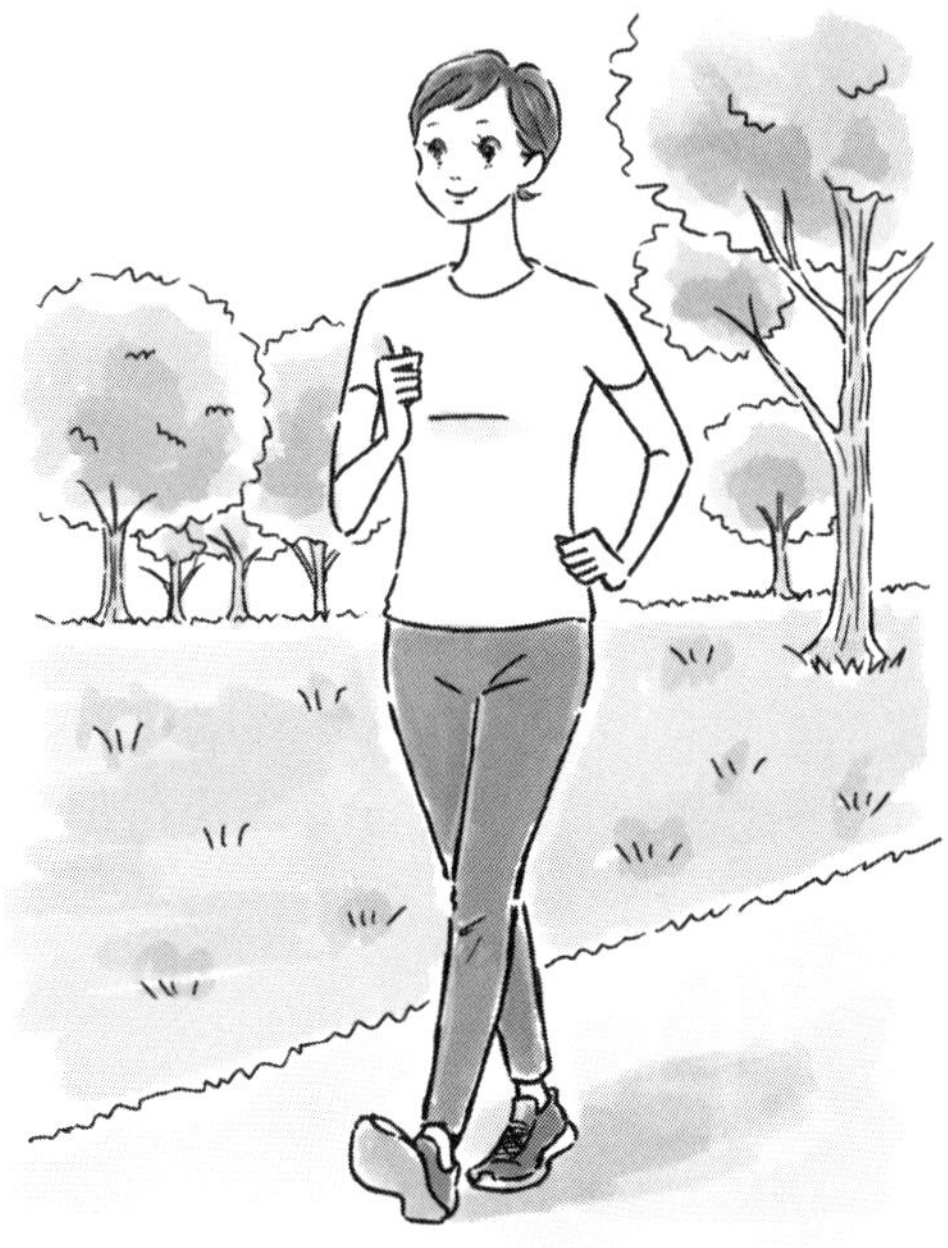

◎ランニング

ただただ「走る」のも、「歩く」同様、同じ動作を繰り返すので、脳が整理されてすっきりします。長距離を走っていると、いつまでもどこまでも走れるという自己肯定感とともに、強い幸福感が訪れます。ランナーズハイと言われるこの感覚は、穏やかな気持ちをもたらし、同時にエネルギーが湧いてくるような爽快感が得られます。ランナーズハイもまた瞑想と言えます。

◎掃除

床や壁、家具などをぞうきんで拭いたり、掃除機をかけたりといった同じ動作を繰り返しているうちに、集中して無心になっていることがあります。こういった状態でゆっくりと呼吸してみましょう。脳の中が整理されます。また部屋が片づくことで、心のもやもやも晴れてすっきりします。

五感が刺激されることでできてしまう「ながら瞑想」

◎大自然に身を置く

芝生や草原の上に寝転がったり、木に寄りかかったり抱きついたり、自然に身を任せてみましょう。あるいは川辺のせせらぎや、海の波の音にただ耳を傾けているだけでもかまいません。深い呼吸を心がけてください。気持ちを開放できます。

裸足で大地や砂浜に立ったり、歩いたりすることをアーシングと言いますが、こちらもおすすめです。グラウンディング瞑想では、母なる大地とつながる感覚を重視しています。

◎芸術に触れる

大自然もそうですが、人間が創造したもの、書道展、絵画展、写真展などで感覚を刺激したり、部屋で好きな音楽を聴いて聴

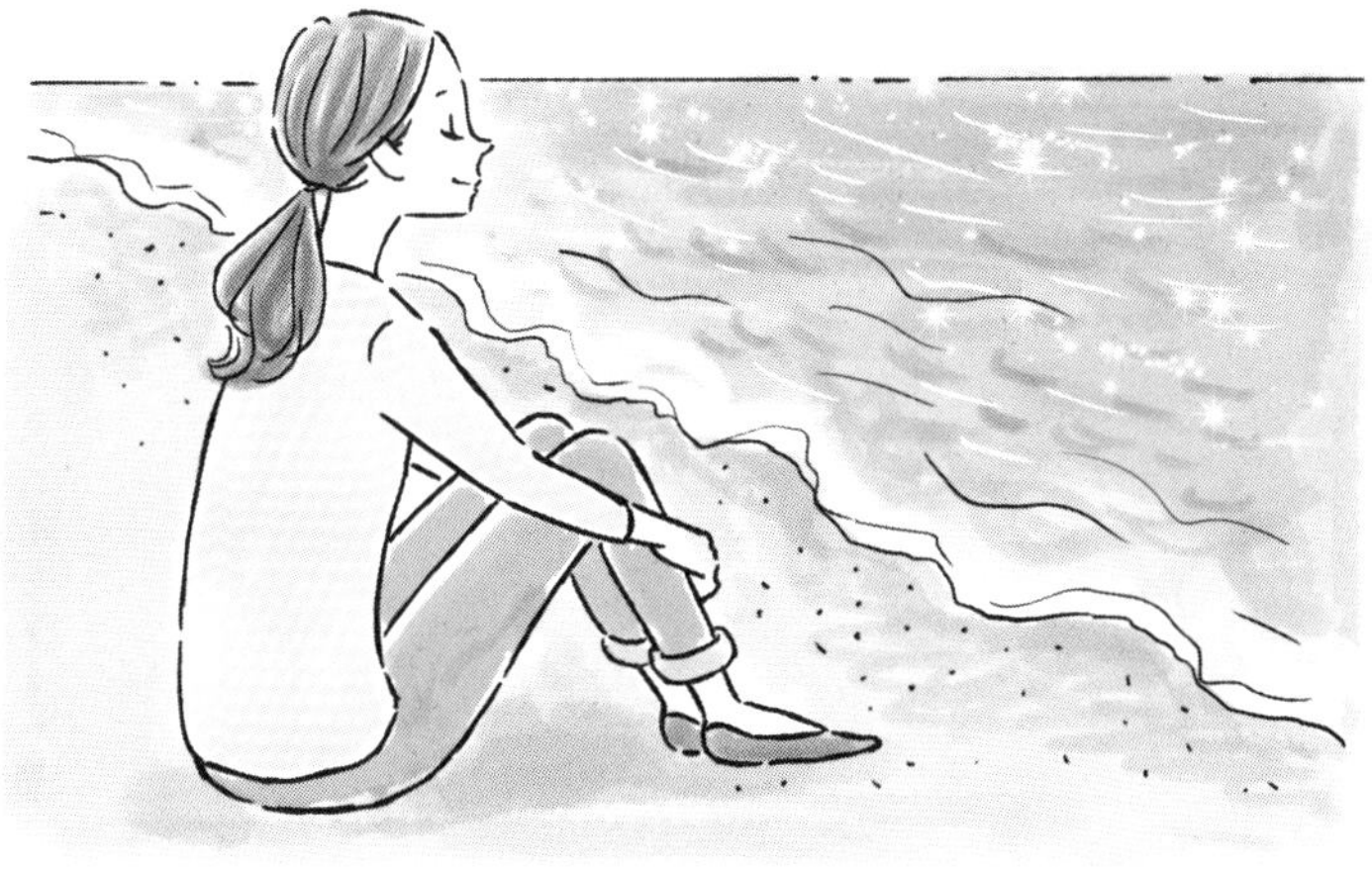

覚を刺激することでも、脳はかなり心地良くなれます。心地良さを感じたらゆったりした呼吸をしてみましょう。

◎料理

食材をざくざくと切っている感触、コトコト煮物を煮込んでいる音、そして料理から漂ってくる匂い。すべてが五感を刺激してくれます。

また、食べる瞑想、すなわちマインドフル・イーティングという方法もあります。①ゆっくり噛みしめる、②テレビやスマホを観ながらではなく、食事に集中する、③色や匂い、歯ごたえ、音、食感、味、その感覚に意識を向ける、④感情ではなく、体が欲している量を意識する、⑤健康に良さそうなもの、旬の食材を選んで食べる、といったことを意識して食事をとることです。いずれか一つでいいので実践してみてください。

◎塗り絵や写経

一時期、「大人の塗り絵」が流行しましたが、ただ「塗る」という動作に集中することで、脳が活性化されます。写経も同じです。無我夢中で没頭していると気づいたら、ゆっくり呼吸をしてみましょう。数回繰り返すうちに頭がすっきりしてくるはずです。

◎作品作り

書道や華道・茶道、絵画、工作、工芸、手芸などのものづくりも、先ほどお話ししたように、「時間を忘れるほど」没頭することで脳がすっきりします。デザインやクリエイティブな仕事でも同様です。

自分を丁寧に扱いながらの「ながら瞑想」

日々やらなければならないことに追われて忙しく過ごしていると、心や体にマイナスのものが溜まっていきます。気づかぬうちに蓄積してしまうのです。

毎日ほんの少しの時間でもよいので、自分を大切にする時間を持つようにすると、こうしたマイナスのものが排出されて、エネルギーの循環が良くなっていきます。

忙しすぎて自分をないがしろにしていると感じたら、次のようなことを行ってみましょう。もちろん、ゆったりとした呼吸を意識しながら。

◎化粧水を丁寧に顔肌になじませる

今でこそ私はオシャレを楽しめていますが、5、6年前まではスピリチュアルを提供する立場としては、よりナチュラルでいることが大事だと思い込んでいて（スピリチュアルを扱う人はナチュラルでいなければならないという思い込みから、自分が女性であることをまったく楽しめていなかったんです）、ふだんからほとんどノーメイク。肌のお手入れも実にいい加減で、化粧といっても眉を描くくらいでした。

ところがあるとき、何をしていても楽しくない、不自由な自分に気づきました。その原因を考えていくと、やはり「こうでなきゃならない」と自分を縛っている思い込みの存在にぶつかり、自分をぞんざいに扱っていたからだと思いあたったのです。

それ以降、基礎化粧からメイク、ヘアスタイルも含め、一つひとつを丁寧に楽しむようになりました。たとえば、顔に化粧水をつけるときは両手で顔肌になじませるように優しく押さえます。たったそれだけのことなのに、とても心が落ち着きます。これはなぜかといえば、私たちの手のひらからは、とても強いエネルギーが出ているからです。「手あて」という言葉があるように。

こうした時間も、心に溜まったマイナスのものを外に出し、循環を促す良い時間になっていると実感しています。

◎手で自分の体を触る

これは自分のエネルギー循環を良くする瞑想になります。

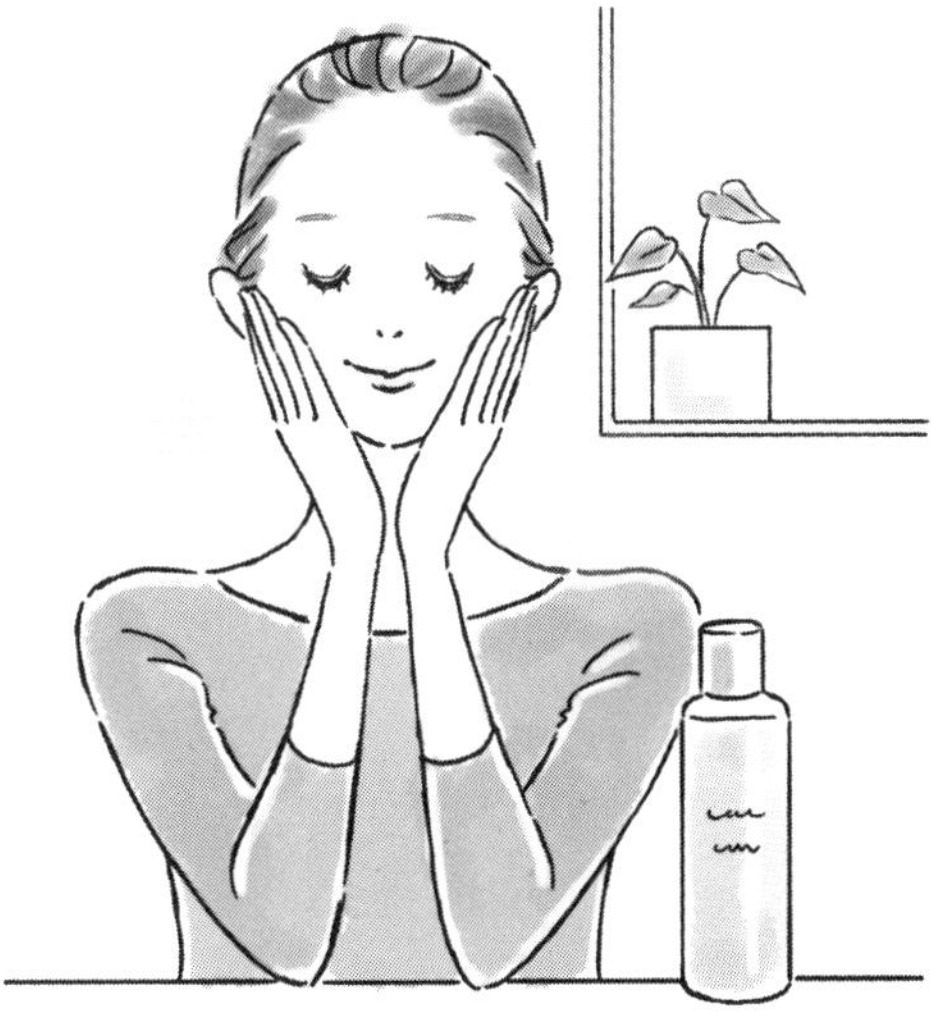

150ページの「エネルギーの出入口、7つのチャクラ」でもご紹介したように、私たちの体には7つのチャクラがあります。それぞれの箇所が滞っているな、循環が悪くなっているなと感じたら、その箇所にそっと手のひらをあてて、深い呼吸をしてみてください。手のひらは体の中で最も強くエネルギーが出ているところですので、「手あて」をすることで、想像以上に体の流れが良くなり、軽やかになっている自分に気づくと思います。

この瞑想に慣れてきたなと思ったら、調子が悪くなっているように感じる部分のチャクラを意識して手をあててみる。そんなことを少しずつ習慣化していくといいですね。気持ちが癒され、エネルギーの通りも良くなります。循環が良くなることで、眠りの質も自然と良くなっていくはずです。

心と体が喜ぶことを実践する

朝はその日一日を左右する大切なひとときです。私はとくに出かける用事が入っていなければ、午前中は自分のエネルギー循環を良くするため、浄化の時間として、丁寧に過ごすようにしています。

午前中は浄化の時間

朝、起きたらカーテンを開け、光を浴びます。

次にうがいと洗顔をして、肌への水分補給のため、化粧水をたっぷり手に取って顔になじませます。

そして白湯をカップ一杯ほど飲みます。体を温めることと、免疫力アップのためです。

それから、前日に洗濯（家族5人なので洗濯物の量と言ったら！）して乾かしておいた衣類を畳むのですが、きれいに丁寧に畳んでいくと心が整っていく感覚がありま す。作業興奮と言って、朝起きたての脳を起こすのにいつものルーティンを行うと、とても短い時間で脳が目覚め、効率的に整いやすくなるのです。

「ながら瞑想」でもお伝えしましたが、家事や掃除の時間も瞑想になります。玄関のたたきを拭いたり、トイレや部屋を掃除したり、午前中のやわらかな日差しの中、家をきれいにしていく作業は、私の気持ちをすっきりさせてくれます。

こんなふうに丁寧に過ごしていると、心身にエネルギーがふつふつとみなぎってきます。アイドリングは万全。どこへでもスイスイ走っていける状態になります。

日光浴をする

体内リズムを調整するのに大事なのは、朝、定刻通り起きること、そして太陽の明るい光を浴びることです。太陽の光を浴びると睡眠を促進するメラトニンの分泌がとまり、脳がすっきりしてきます。

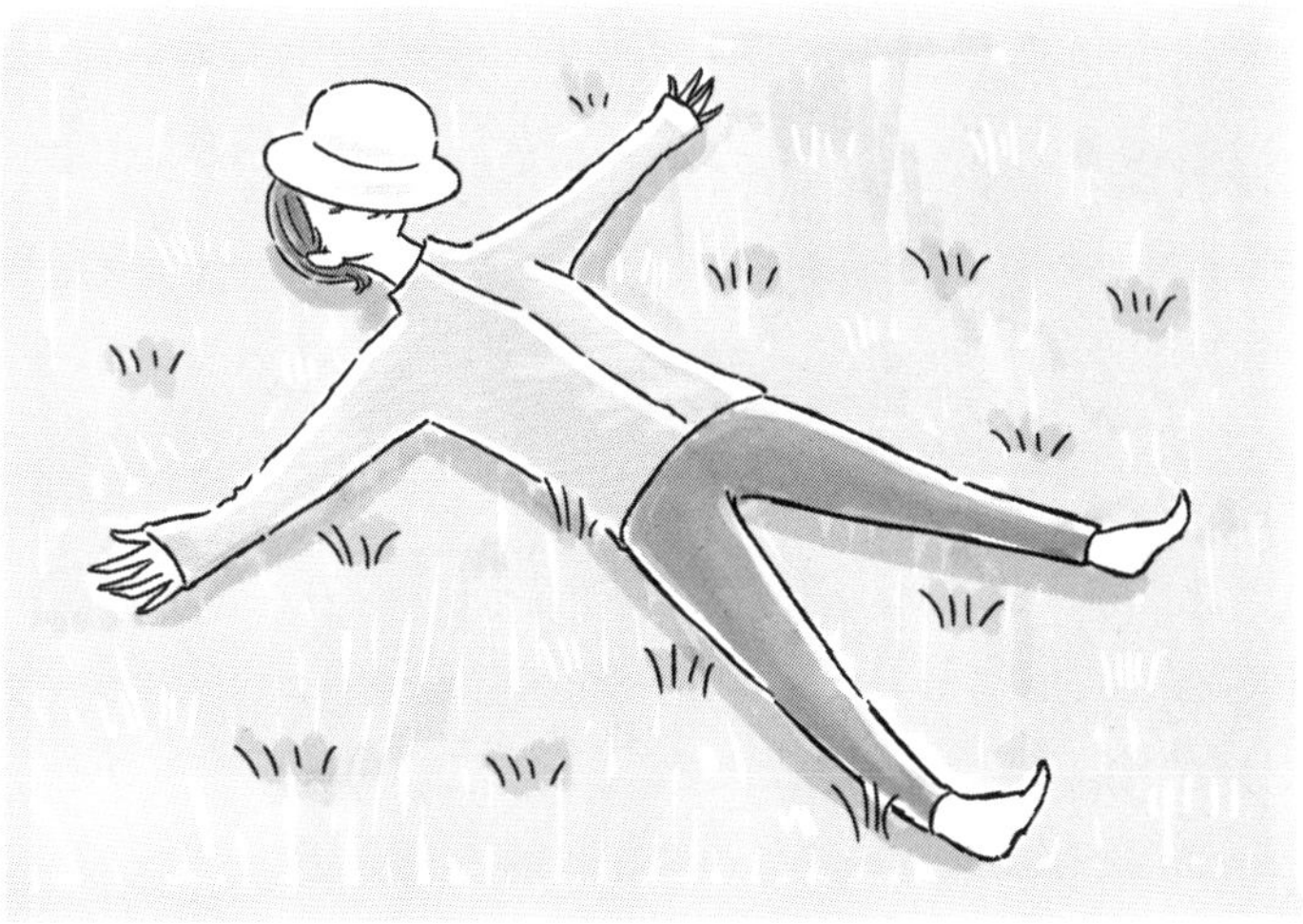

紫外線を気にして「なるべく日にはあたらないようにしている」という方も多いですが、太陽の紫外線には皮膚でビタミンDを生成するという働きがあり、私たちの体になくてはならないものです。ビタミンDが不足すると、子どもはくる病、成人では骨軟化症、高齢者は骨粗しょう症などのリスクが高まります。ビタミンDが〝骨のビタミン〟と言われるゆえんです。

私は、顔などの素肌に直射日光、紫外線があたらないように気をつけつつ、両脚を太陽に向けて大の字で寝そべっての日光浴を時々行っています。こうすることで股下から邪気が抜けていきます。美意識の高い方にはナンセンスに思われるかもしれませんが、素肌には直接日光があたらないように、服やバスタオルなどで覆って行うようにすれば大丈夫です。そうすることで、体の芯がポカポカしてきて、脳がすっきりするだけでなく、体全体のデトックスになります。

時間も数分程度で十分です。紫外線は日陰でも、室内にも届いていると言われますから、紫外線対策をしつつ日光浴でのデトックスを行ってみてください。

月光浴をする

月光浴とは、文字通り月の光を浴びることです。月光浴には浄化やリラックス、直感力を高めるといった効果があると言われています。古代エジプトの女王、クレオパトラは入浴後、香りのよいエッセンシャルオイル（主にフランキンセンス）を塗って月の光を浴びていたという逸話も残っているほどです。

その美容法に科学的根拠はありませんが、月のエネルギーが細胞を活性化させてくれるとクレオパトラも感じていたのでしょう。

スリランカ発祥の伝統医療であるアーユルヴェーダでも、月光浴には細胞を活性化させ、再生を促すパワーがあるとされています。

こうした美容効果だけでなく、月光浴は心も整えてくれます。

実際、月の光を浴びていると、気持ちが落ち着きリラックスできます。自分でも気づかないうちに身にまとっていた鎧《よろい》のようなものが外れていく感覚があります。

先ほど紹介した「日光浴」でも、幸せホルモンと呼ばれているセロトニンが分泌されますが、月光浴でもセロトニンが分泌されると言われています。それによって疲労感やイライラがおさまり、不安やストレスが緩和されてリラックスできるというわけです。

日光浴同様、月光浴にも浄化作用があるので心がデトックスされ、自己肯定感もおのずと高まります。とくに満月の光を浴びると意識が高揚し、大胆な行動を起こしやすくなるとか。これは余談ですが、満月の夜は出産が多く安産になりやすいと言われています。そういえば、ウミガメは満月のときに産卵することが多く、孵化するのも満月の夜が多いそうです。

眠る前の月光浴は睡眠の質をより一層上げてくれます。先ほどお話ししたセロトニンが分泌されるので心が穏やかになった状態で睡眠に入っていけるというわけですね。

炎をボーッと見つめる

近年、たき火のリラックス効果が注目されています。静かに炎を見つめることで癒やされたくて、ソロキャンプを楽しむ方も増えているそうです。

確かに燃える炎を見つめていると穏やかな気持ちになり、リラックスできます。それもそのはず、炎には1／fゆらぎがあるからです。1／fとは光や音、振動に含まれる特別なリズムのこと。本来、生き物が持っているリズムと同じなので本能的に快感があるわけです。それゆえ、火をボーッと見つめているだけで安らいだ気持ちになれるのです。

この1／fゆらぎに触れるとリラックスしているときの脳波、アルファ波が増えることもわかっています。

とはいえ、そうそうキャンプに行くわけにもいきませんし、ましてや自宅でたき火をするのはなかなか難しいもの。そこで、自宅で手軽にたき火のリラックス効果が得られる方法をご紹介します。

◎たき火の動画サイトを流しておく

部屋を暗くして観ることをおすすめします。ただ、パソコンやスマホの光を浴びすぎると眠れなくなる恐れがあるので、寝る前であれば目は瞑って、炎が何となくゆらゆら揺れている、パチパチと火が音を立てているのを感じるだけでもかまいません。

◎キャンドル

キャンドルの炎にも1／fゆらぎが含まれてい

ます。最近はさまざまな香りのキャンドルがあるので、自分の好みのものを選んでみましょう。

私はたまに、お風呂場の電気をつけずにいろんな形のキャンドルを浴槽のふちに並べて、炎のゆらぎを楽しみながらゆっくり湯船につかっています。至福のひとときです。

火を使うのは不安、抵抗があるという方には、電気式の疑似キャンドルがおすすめです。

◎暖炉型ヒーター

暖炉のようなデザインの電気ヒーターがいろいろ販売されています。火は使っていないのですが、本当に薪を燃やしているように見えるので癒されます。

川のせせらぎや波の音を聞く

川のせせらぎ、波の音、鳥のさえずりなど自然音には、ストレスや痛みをやわらげる効果があると言われています。

なぜ自然音が人間を癒やしてくれるのかはまだ明らかにされていませんが、仮説はいくつかあります。たとえば水の音ですが、人間の体は約60%〜70%が水分であり、そもそも水なしでは生きていけません。そのため、水の音が近くで聴こえると本能的に安心するのではないかと言われています。

心身ともに疲れているとき、「海を見たい」という気持ちになるのも、本能的なものかもしれません。

いずれにしても、自然音からリラックス効果が得られるのは間違いないので、何だか疲れたなと思ったら、自然の音に耳を傾けてみましょう。

近くに海や川があれば、出かけて耳を傾けてみましょう。私は時間を見つけては近くの湧水群に行き、ただただ湧き水があふれ出る様子を見て、水音に耳を傾けています。水音を聴くだけで、耳の浄化（耳にもチャクラがあります）やエネルギーの浄化になり、体内の循環がスムーズになります。

最近は、ＹｏｕＴｕｂｅやＣＤなどでも自然音が聴けますから、それらを利用してみるのもいいと思います。

木にさわったり、抱きつく

森林セラピー、森林浴もおすすめです。緑の中にいるだけで落ち着き、リラックスできます。森林の新鮮な空気を吸うだけでもリフレッシュできます。

森の中で瞑想やヨガをしてみるのもおすすめですが、気になる木を選んでそこにたたずんでみたり、樹木のそばに座って眺めてみるのもいいでしょう。

私は気になる木を見つけたら「今からさわってもいいですか」とおうかがいを立て、さわったり抱きついたりしてします。すると、天と地を結ぶエネルギーが自分の内側で一気に流れ出すのを感じることができます。滞っているものが出て行く感覚です。ぜひ試してみてください。

樹木と触れ合うことでストレスが解消されるだけでなく、免疫力アップの効果もあると言われています。実際、森林療法と言って、森林環境を利用した治療や健康増進、気持ちの改善など、心身のリハビリテーションも行われています。

風を感じる、匂いを感じる

自宅に居ながらにして感じられる自然で最も身近なものは、もしかしたら風かもしれません。窓を開け放ったときに、ふわっと自分を通り抜けていく風を感じると、何だか心も軽くなった気がしませんか。

外出先で心も体もへとへとになったとき、帰宅するとまず私は自宅の窓を開け放します。爽快な風とともに悩みも疲れも吹っ飛んでいくような心地良さを感じるからです。

私だけでなく、家自身も何だか息を吹き返し、元気になったようにも感じられ、さらに癒やされます。窓を開け放って空気を入れ替えることで、手軽にエネルギーの循環を良くできます。

そして、心の疲労感を一瞬で取り除くなら、香りが効果的です。嗅覚は五感の中でもとりわけ原始的な感覚器であり、視覚や聴覚の情報伝達とは異なり、大脳新皮質を経由せずに、本能をつかさどる大脳辺縁系にたった0・2秒でとどいてしまいます。そのため反射的に心や体に働きかけてくれるのです。香りを嗅いだ瞬間、何の香りかを判断する前に感情が動くのはそのためです。

香りは自律神経系、ホルモン系、免疫系に影響を与えるので、心身のバランスを整えることもできます。つまり、香りは一瞬にして脳を活性化し、感情をリセットしてくれるものなのです。

ですから、生活の中に効果的に香りを取り入れていくことで、心の凝りを取り除くことができるのです。

たとえば料理をする際、リラックス効果のあるハーブなどを利用するのもいいですし、出汁をとったり、新鮮なフルーツや野菜の匂いを嗅ぐだけでも気分は変わりますよね。

先ほどの森林浴でも触れましたが、緑の香りを感じるだけで心が落ち着きます。そうした身近にあるもので、自分の気分を良くしてくれる香り、匂いを見つけておくのもおすすめです。

鉱物や天然石をさわったり身につける

天然石はパワーストーンとも呼ばれ、私たちに力を与えてくれます。石からパワーをもらうには、まず自分が何を求めているかを明確にしたうえで、それを現実化する力を補ってくれる石を選ぶ（引き寄せられる）ことが大事です。

では実際にどんな石がいいのでしょうか。たとえば、喉に痛みがある方の場合、喉はコミュニケーションをつかさどるチャクラですので、チャクラの色で言えば水色です。そこで水色のアクアマリンをペンダントにして、紐やチェーンを短めにして喉の近くにつけるといいでしょう。

私は以前、天然石を扱うヒーリングショップで働いていたこともあり、その方の悩みや不安に合わせて石を選ぶことは得意分野です。

最近、次男に連れられて、生まれてはじめて山梨県の甲府に行ったのですが、想像以上にその土地のエネルギー、出会った方々のエネルギーが素晴らしく、何気なく「ここで瞑想会ができたらいいなぁ～」とつぶやいてみたところ、あれよあれよという間にお膳立てが整い、実現したのです。「富士山の見えるところで瞑想会をする」というのは、私の長年の夢でした。

そして甲府では、天然石を扱うショップのオーナーさんとの出会いがありました。

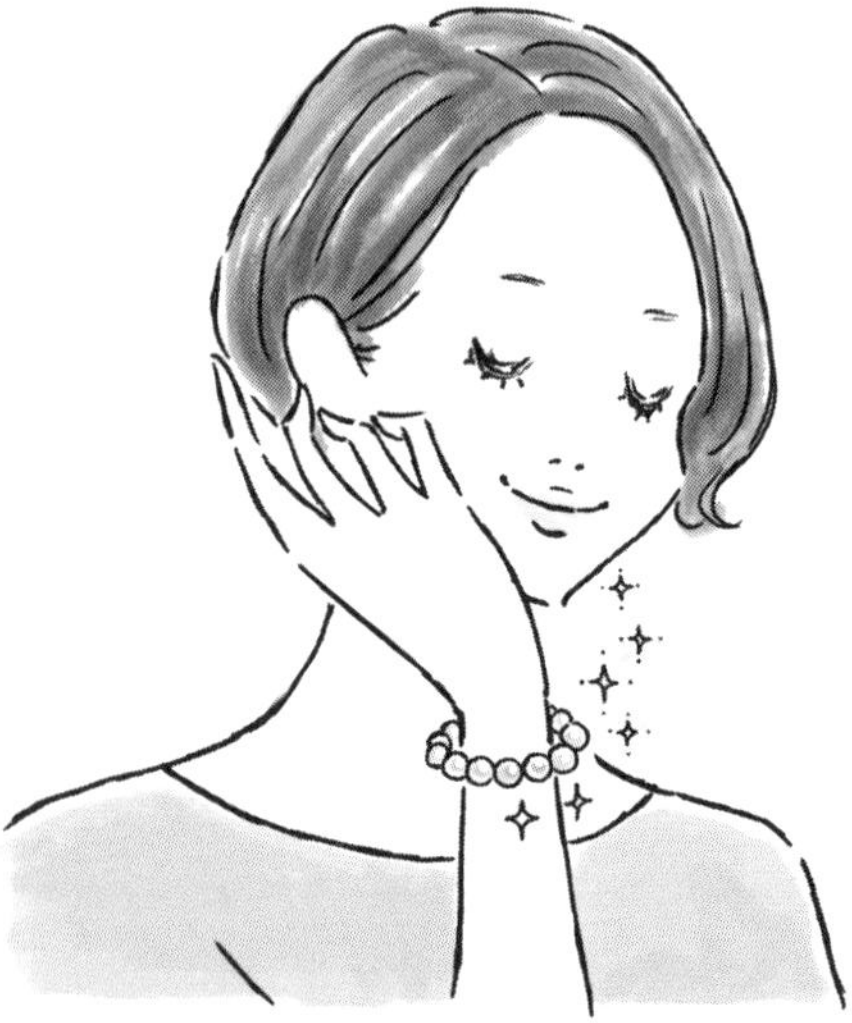

その方にさまざまな石を見せてもらったのですが、あまりきれいではない石のほうが、むしろパワーがあるなぁと、あらためて実感しました（誤解のないようにお伝えしておきますが、「原石のまま＝見てくれの悪い石＝パワーがある」ということではありません）。

そういった手つかずの原石を、陶芸でろくろを回して形を整えていくのと同じように、磨いて整えていくわけです。原石を研磨しながら、自分の心も磨かれていく。まさに瞑想と同じです。

いずれにしても、自分にふさわしい石を探している方は、毎日少しずつ瞑想を行い、自分としっかりつながっていれば、自分の石がきっと見つかるはずです。

ガーデニングで土いじり

私の実母はガーデニングが大好きで、毎朝4時頃に起きて、花など植物の世話をしたり、庭の一角でいろいろな野菜を作っています。

ガーデニングによるセラピー、すなわち園芸療法は、第二次世界大戦後のアメリカで、心の傷を負った兵士の心のケアのために取り入れられたと言われています。実際、ガーデニングはストレスを解消する効果があります。

土に触れること自体がそもそも浄化になります。土ならではの独特の匂いを感じ、きれいな花や鮮やかな緑を見て新鮮な気分にもなれます。ガーデニングをしていると五感が刺激されるし、手を動かして作業するので無心にもなれます。

私もたまに母を手伝って土をさわったりしますが、土をいじっていると自分の中に知らず知らず溜まっていた〝濁り〟が抜けていくのを感じます。土の中にいるバクテリアが、幸せホルモンと言われるセロトニンの分泌を促すという海外の研究発表もあると聞いたこともあります。

土は地球そのもの。私たちに力を与え、幸せにしてくれる存在です。すごく暑い日は避けたほうがいいですが、海へ行ったらぜひ素足で砂浜を歩いてみてください。気持ちが浄化され、エネルギーがチャージされる感覚があります。

心が疲れたと思ったら、モノとの関わりを見直してみる

「出入口の法則」という言葉があります。文字通り「出す」が先で、その次が「入る」です。

「出す」（捨てる）ことを忘れて、「あれもほしい」「これもほしい」と新しいものを手に入れることばかりに意識が向いていると、いつまでたっても大切なものを手に入れることができません。循環が悪くなり、空回りしているだけで時間が過ぎていきます。

出すと入ってくる「出入口の法則」

「呼吸」も「吸呼」とは言わないですよね？「呼気」つまり出すのが先で、その後に、「吸気」吸いますね。新鮮な空気があっても、肺に空気が入ったままではその新鮮な

空気を取り入れることはできません。それと同じことがモノにも言えます。「捨てる」と言うとひどく冷たく、ネガティブに聞こえるかもしれませんが、自分から解放してあげる、すなわち「片をつける」（＝片づける）という意味でとらえてください。そうするとモノのエネルギーの循環が良くなり、あなた自身の人生の循環も整ってきます。

ただし、モノを「捨てる」ときは「ありがとう」と言いましょう。モノにもエネルギーがあるので人と同じように接するのです。「ごめんね、あなたの能力をわかっていながら、1回しか使わないで手放すことにしてしまって、申し訳なかった」と。

モノも大切にしないとマイナスのエネルギーを発します。人と同じで相手にされないと、モノもやさぐれるのです。ですから、自分に必要ではないと感じたモノは「捨てる」ことが大切なのです。

循環しない人の部屋はモノがあふれている

以前、しょっちゅう体調が悪くなり、物事もうまくいかないからと私の講座に参加された方がいました。その方の状況や抱えている課題を知りたくてリーディングを行いました。そうすると、体調が悪いのは自宅の状態に原因があるのかも……と感じたので、途中から今の住まいの状態をお聞きしました。

その方のお住まいは2階建ての一軒家なのですが、2階の部屋はまったく使っておらず、物置になっているとのこと。しかも、亡くなられた祖母の遺品がそのまま放置された状態になっていて、その部屋の真下が寝室だということがわかりました。もしかしたら、その部屋のモノたちが負のエネルギーを発しているのかもしれないと思い、「帰宅されたら、そのお部屋の遺品を整理してください」とお伝えしました。

後日、その部屋を片づけた途端に体の不調も治り、物事もうまく動きはじめたとの報告がありました。

モノが散らかっている家や不用品だらけの部屋に住んでいると、人生もよどんでしまう場合が多いのです。家や部屋の片づけは、自身の心が健康で、安定していないと、思うようにできないものです。そういった意味で、部屋の状態は自身の心のバロメーターにもなります。

部屋の整理整頓は、けっこう疲れます。ゴミや不用品が溜まれば溜まるほど、片づけにかかる時間も長くなります。でも、片づけを行うと、自分の思考能力も回復し、精神的に落ち着きを取り戻し、そこからいつしか人生も好転していきます。

よく私は、お金の入出金額の度合いは、住まいの床面積に比例すると言っています。これまでに多くの方を見てきましたが、〝部屋がシンプルに片づき、床が出ている面積が広い人ほどお金の循環幅が大きい〟というのが、私の実感です。

心の凝りを感じたら、自分の住まい、部屋を今一度眺めてみてください。普段使わないようなものが部屋にあふれていないか、きちんと整理整頓が行き届いているかを確認し、それらが実現できていないと感じたら、すぐに不用品を処分し、部屋を片づけるようにしましょう。

自分にとって不要なものは処分していい、そう自分をゆるしてあげることが大切です。でなければ、モノに人生を支配されてしまうことになりますから。

第6章

やってみよう！
次元上昇ワーク

自分を知る書き出しワーク❶

自分の行動の理由を知る

この章では、自分の次元を上昇させてくれるワークを紹介します。

次元上昇とは、〝本来の自分自身〟に戻ることです。人は誰でも優れた才能を持ってこの世に生まれてきています。しかし、いつの間にか本来の自分との間にズレやゆがみが生じてしまい、それがストレスや悩みの原因になっています。

そこで、このワークを通して自分の中のズレやゆがみを感じ観て、本来の自分、すなわち次元を上昇させる方向へと修正していこうというわけです。そうすることで、エネルギーの循環も良くなります。本来の自分とは、今までの自分ではなく、より深化、進化した自分です。

Q1—現在、ご自身がその行動をしている理由は何ですか？

Q2 本当にそれは、〝あなた自身が〟やりたいことですか？

⬇ やりたいことならOKです。

⬇ やりたくないことだった場合は、本当にそれをする必要があるのかどうかを感じ観てください。

① やらなくてもすむことなら、「やらない」を選択しましょう。

⬇ (1)「やらない」を選択するのに、何か相手に伝える必要があるのなら、どう伝えますか？ その「セリフ」を書いてください。

⬇

(2)書けたら、その「セリフ」を声に出して言ってみてください（実際に相手が目の前にいるときではなく、一人のときに声に出して言います）。

⬇

(3)その「セリフ」を言ったときに、〝どんな感覚〟があるかを感じてください。

②やりたくないけれど、どうしても自分がやらなければならない場合

⬇

(1)なぜ、それを自分がやらなければならないのか、理由を書いてください。

⬇

(2) もし、あなたがそれをやらなかったら、どうなりますか?

影響がそう大きくないことがわかったら、やめるという選択をもう一度検討してみましょう。

自分の思い込みを解放する

Q1 ワーク①で見えてきた、自分の中にある思い込みや信念（ブロック・リミッティングビリーフ）を書き出してみましょう。そして、その思い込みを手放すと決めてください。思い込みにとらわれている不自由な自分を解放しましょう。

例：私が〇〇（事）をやらないと、〇〇（誰）に嫌われる。
⬇「私が〇〇（事）をやらないと、〇〇（誰）に嫌われる」という思い込みを手放し、自分を**解放します**。

例：私が〇〇（事）をやらないと、食べていけない。
⬇「私が〇〇（事）をやらないと、食べていけない」という思い込みを手放し、自分を**解放します**。

例：自分には、才能が〇〇しかない（から、これしかない。これをやるしかない）。

⬇「自分には、才能が〇〇しかない」という思い込みを手放し、自分を**解放します。**

他にも、「お金がない」「時間がない」「健康じゃない」「学歴がない」「職歴がない」など、「ないから、できない」と思っている自分を**解放します。**

左のスペースに、例にならって書き出してみましょう。

今までとは違う選択をする自分をゆるす

ワーク②で、あなたの中にある思い込みを書き出して、自分を思い込みから解放すると決めました。今度は自分自身に、「そうしてもいい」という〝ゆるし〟を与えます。でも、〝ゆるし〟を与えた途端に、マイナス思考の疑念が出てくると思います。

次の質問に答えてみてください。

Q1—自分に与えるゆるしを書いて、そうしたらどうなるかも書き出してみましょう。

例：〇〇（誰）に、嫌われてもいい。

⬇嫌われたら、どうなると思ってますか？

例：〇〇（何）を、やらなくてもいい。
⬇それをやらなかったら、どうなると思ってますか？

例：人の期待に応えなくてもいい（人の言うことを聞かなくてもいい）。
⬇応えなかったら（聞かなかったら）、どうなりますか？

例：失敗してもいい。
⬇どうなると失敗になると思っていますか？
⬇失敗したら、何を失うと思っていますか？

次のスペースに、例にならって書き出してみましょう。

ここで、あなたの中で他人が「軸」になっていないか、自分が「軸」になっているかを確認してください。他人と比較してしまうのは、「軸」が自分からズレているからです。つまり、あなたの価値観や判断基準が「他人軸」になっているのです。あくまで自分の中心にピントを合わせるイメージ(センタリング)で、「自分軸」を意識していきましょう。

自分の中心にピントを合わせるというのは、自分の魂は何をどう「感じて」いるのかにフォーカスして、自らの感覚に沿って行動できているか、我慢していないかを感じ観ることです。こうすることで、カメラのシャッターを切るとき、ブレている被写体のピントを合わせるように、だんだん自分自身にピントが合ってきます。

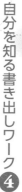

マイナス思考からくる疑念と自分の幸福を統合する

ワーク③で自分自身に〝ゆるし〟を与えました。今度は、湧いてきたマイナス思考の疑念と自分自身の幸福を、以下のように〝統合〟していきます。

例：〇〇（誰）に、嫌われようが、嫌われまいが、私はもともと、幸せです。
例：〇〇（何）を、やっても、やらなくても、私はもともと、幸せです。
例：〇〇しかなくても、たくさんあっても、私はもともと、豊かです。
例：人の期待に応えようが、応えまいが、私はもともと、幸せです。
例：人の言うことを聞いても、聞かなくても、私はもともと、幸せです。
例：失敗しようが、しまいが、成功しても、しなくても、私はもともと、豊かです。

Q1 自分に置き換えて、すべて書き出してみましょう。

心を地面にたとえるなら、表面が隆起してデコボコしていたのを均一にならして、フラットな更地に、ニュートラルな状態にしていきます。

エネルギーが滞る原因となっていたデコボコがフラットな状態になれば、循環が良くなって、思いは現実化に向かって進みはじめます。

ドロドロの血液は一度サラサラになっても、またドロドロになって滞りやすくなります。常にサラサラの血液にしておくためにも、普段から自分軸で発信や行動をしているか、イヤイヤ行動していないか（他人軸になっていないか）をしっかり感じ観る必要があります。

自分を知る書き出しワーク❺

潜在意識を書き換えるために未来の自分を宣言する

ワーク④で自分自身の〝統合〟が進んだら、心がフラットな更地になっているのを確認し、その上にどんな現実を見たいのかをイメージし、宣言していきます。

Q1 下記の○○に自分の言葉を入れて宣言してください。

私は、○○になります（私は、○○をします）。

Q2—Q1の宣言をしたとき、どんな「思考」や「感情」が湧き出てきましたか？

例：自分は、人と比べて〇〇（劣っているから）だから、〇〇できない。

変えるべき根っこ（潜在意識）のビリーフ（信念）が強くはびこっているから、そのビリーフが実現化しているのです。その部分に意識をあてて、ゆるめるイメージをします。たとえば、こんなイメージをしてみるといいでしょう。

＊さびついて固まったネジに油をつけて**ゆるめて**いく。

＊固い氷を両手で温めて**溶かして**いく。

＊複雑にこんがらがってしまった糸を**解いて**いく。

＊硬く干からびた大地を耕し、土を**やわらかく**していく。

「自分は、人と比べて○○（例：劣っている）だから、○○できない」という思いが湧き出てきたなら、それを否定せず、『○○だから、○○できない』と思っている自分がいるなぁ～」といった具合に、ただただ、そのままの自分を感じ観るようにします。

この作業はとても大事です。これをしっかりと行わないと、なかなか潜在意識が書き換わらず、その結果、現実が変わっていきません。

あとがき

本書をお読みくださって、ありがとうございます。

何となく瞑想はしたほうがいいと聞いたことがあるけれど、いまひとつよくわからない、だから結局やらず仕舞いとか、ちょっとかじったことはあるけど続かない、そんな方がたくさんいらっしゃいます。この本を手に取ってくださったあなたも、そうかもしれませんね。

みなさん、瞑想をとても難しく考えすぎていて、完璧にやろうとするから、結局は続かないように思います。そこで私は、「40%の法則」というのを提唱しています。「40%も準備ができているのなら、それでもう十分と考えて、ぜひ行動に移してみてほしい」という気持ちを込めています。

行動に移せないでいることは、人生のリスクを高めることにつながると私は考えています。なぜなら、私たちが生まれてきた理由、それは行動して体験するためだからです。体験し経験を積むことが魂の成長につながるのです。

人生に失敗がないと、人生を失敗します。

人目を気にして、体験することを自らやめてしまうなんて、本当にナンセンスです。

自分の人生を豊かに創造できるのは自分だけです。

自分を幸せにするために、ふだんの生活に瞑想を取り入れてみてください。そして、1分でも瞑想できたのなら、自分を褒めてください。まずは自分自身が幸せにならなければ、他人を幸せにすることはできません。

最後に、この本の出版にあたりご尽力くださった飯田伸一さん、山浦秀紀さん、いのうえりえさん、体験談にご協力くださった生徒さん、そして私をかげながら支えてくれている家族、応援してくれている仲間や友人、受講生さん、この場を借りて心より御礼申し上げます。ありがとうございます。

またみなさんと一緒に精進、邁進していけたらうれしく思います。

みなさん一人ひとりに、ますます多くの幸福が訪れますよう、お祈り申し上げます。

心より愛と感謝をこめて。

若松えり子

2023年9月

[著者プロフィール]

若松えり子（わかまつ・えりこ）

次元上昇ライフヒーラー® 1972年、千葉県生まれ。デザイン会社勤務などを経て、2005年よりサンシナジー有限会社ベルエールにて、天然石ヒーリンググッズの販売や講座運営に携わる。英国クリスタルヒーリング理事サイモン・スー＆リリー夫妻に師事。2010年９月に独立し、ヒーリングサロンをオープン。磯 一明氏に師事するほか、セドナリトリート等に参加。これまで、のべ6000人以上に瞑想の指導をしている（月２回の瞑想会、次元上昇ライフヒーラー®養成講座 瞑想変容プログラムを毎月実施）。「スピリチュアルを扱っているのにもかかわらず、地に足が着いている」と多くの人たちから評価されている。

HP　https://chiisananiwa.com/

LINE　https://line.me/R/ti/p/%40shz3537x

TikTok　https://www.tiktok.com/@eriko.chiisananiwa

聴くだけで眠くなる“寝落ち”瞑想

2023年11月１日　　第１刷発行

著　者　若松えり子
発行者　唐津　隆
発行所　株式会社ビジネス社
〒162-0805　東京都新宿区矢来町114番地
神楽坂高橋ビル５階
電話 03(5227)1602　FAX 03(5227)1603
https://www.business-sha.co.jp

カバー印刷・本文印刷・製本/半七写真印刷工業株式会社
〈装幀〉谷元将泰
〈本文デザイン・DTP〉関根康弘（T-Borne）
〈イラスト〉小関恵子
〈編集協力〉いのうえりえ　〈協力〉合同会社 Dream Maker
〈営業担当〉山口健志　〈編集担当〉山浦秀紀

ISBN978-4-8284-2553-5